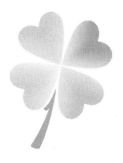

1型糖尿病

整合医疗管理路径

主　编　翁建平　纪立农　董四平

副主编　罗小平　杨慧霞　陈　伟　傅君芬　李　萌

人民卫生出版社

·北　京·

图书在版编目（CIP）数据

1 型糖尿病整合医疗管理路径 / 翁建平，纪立农，董四平主编.— 北京：人民卫生出版社，2021.7

ISBN 978-7-117-31708-5

Ⅰ.①1… Ⅱ.①翁… ②纪… ③董… Ⅲ.①糖尿病－诊疗 Ⅳ.①R587.1

中国版本图书馆 CIP 数据核字（2021）第 104474 号

人卫智网	www.ipmph.com	医学教育、学术、考试、健康，购书智慧智能综合服务平台
人卫官网	www.pmph.com	人卫官方资讯发布平台

1 型糖尿病整合医疗管理路径

1 Xing Tangniaobing Zhenghe Yiliao Guanli Lujing

主　　编：翁建平　纪立农　董四平

出版发行：人民卫生出版社（中继线 010-59780011）

地　　址：北京市朝阳区潘家园南里 19 号

邮　　编：100021

E - mail：pmph @ pmph.com

购书热线：010-59787592　010-59787584　010-65264830

印　　刷：人卫印务（北京）有限公司

经　　销：新华书店

开　　本：787 × 1092　1/16　印张：8

字　　数：175 千字

版　　次：2021 年 7 月第 1 版

印　　次：2021 年 7 月第 1 次印刷

标准书号：ISBN 978-7-117-31708-5

定　　价：38.00 元

打击盗版举报电话：010-59787491　E-mail：WQ @ pmph.com

质量问题联系电话：010-59787234　E-mail：zhiliang @ pmph.com

编者

（按姓氏笔画排序）

冉兴无	四川大学华西医院
包玉倩	上海交通大学附属第六人民医院
母义明	中国人民解放军总医院
吕朝晖	中国人民解放军总医院
朱　宇	北京大学人民医院
朱大龙	南京大学医学院附属鼓楼医院
刘　丽	广州市妇女儿童医疗中心
刘　蔚	北京大学人民医院
纪立农	北京大学人民医院
严晋华	中山大学附属第三医院
李　萌	国家卫生健康委医院管理研究所
李　霞	中南大学湘雅二医院
李秀珍	广州市妇女儿童医疗中心
李建薇	四川大学华西医院
李莉蓉	南京大学医学院附属鼓楼医院
杨慧霞	北京大学第一医院
辛　颖	中国医科大学附属盛京医院
宋福英	首都儿科研究所附属儿童医院
陈　伟	北京协和医院
陈晓波	首都儿科研究所附属儿童医院
罗小平	华中科技大学同济医学院附属同济医院
罗飞宏	复旦大学附属儿科医院
周智广	中南大学湘雅二医院
庞　璨	上海交通大学附属第六人民医院
单忠艳	中国医科大学附属第一医院
贾伟平	上海交通大学附属第六人民医院
贾晓凡	北京医院
奚　立	复旦大学附属儿科医院
翁建平	中国科学技术大学附属第一医院
郭立新	北京医院
郭淑岩	国家卫生健康委医院管理研究所
曹艳丽	中国医科大学附属第一医院

梁　雁　华中科技大学同济医学院附属同济医院

董四平　国家卫生健康委医院管理研究所 / 武汉大学

董关萍　浙江大学医学院附属儿童医院

程若倩　复旦大学附属儿科医院

傅君芬　浙江大学医学院附属儿童医院

颜　湘　中南大学湘雅二医院

魏玉梅　北京大学第一医院

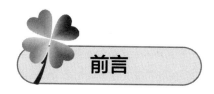

前言

1 型糖尿病发病的高峰年龄段是在儿童和青少年期，属于慢性终身疾病，暂无法治愈，需终身使用胰岛素治疗。如果没有得到及时的诊断和胰岛素治疗，患者会在数小时到数天内死亡。我国最新的 1 型糖尿病流行病学调查显示，中国全年龄段 1 型糖尿病发病率为 1.01/10 万人，其中 0～14 岁儿童发病率为 1.93/10 万，15～29 岁人群发病率为 1.28/10 万，30 岁及以上人群发病率为 0.69/10 万。尽管调查数据提示中国仍然是全球 1 型糖尿病发病率最低的国家之一，但过去 20 年间，15 岁以下儿童 1 型糖尿病发病率增加了近 4 倍，且新诊断的成年起病的 1 型糖尿病发病人数也不可小觑。由于发病率相对较低，因此医生和社会对其知晓率较差，特别在我国由于缺乏规范的治疗管理方案，患者血糖控制差、并发症发生率高，与发达国家的控制情况相比存在较大差距。2010 年国际糖尿病联盟和中华医学会糖尿病学分会联合在中国进行的中国 1 型糖尿病患病人数、控制现况和经济负担调查（"3C" 研究）发现，我国 1 型糖尿病患者除了血糖控制非常差、家庭经济负担非常沉重外，患者的死亡率至少是普通人群的 2 倍，患病后生存期在 30 年以上的患者非常少见。我国 1 型糖尿病生存的现状与我国经济社会发展、人民健康水平和卫生健康事业发展是不相适应的。

近年来 1 型糖尿病得到国家多方面地重视，国务院办公厅印发的《深化医药卫生体制改革 2012 年主要工作安排的通知》将其纳入保障和救助试点范围的 12 类大病之一。原国家卫生部曾在 2009 年和 2010 年发布过两版 1 型糖尿病临床路径，中华医学会糖尿病学分会也在 2013 年出版了《中国 1 型糖尿病诊治指南》，但这些主要是针对住院患者的临床诊疗建议，缺少出院后的门诊院外随访管理路径、患者自我管理等相关内容。本书依托《中国 1 型糖尿病整合医疗管理模式研究》项目产出成果，参考前期内分泌专家相关项目研究成果中 1 型糖尿病患者管理流程，制定了 1 型糖尿病整合医疗管理路径。

本书编委会
2020 年 12 月

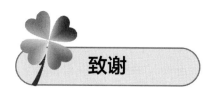

致谢

本书是国家卫生健康委医院管理研究所主持开展的《中国 1 型糖尿病整合医疗管理模式研究》项目的研究成果之一。该项目受到国家卫生健康委医政医管局指导和编委所在工作单位大力支持，并得到国家重点研发计划项目（2017YFC 1309600）及美敦力（上海）管理有限公司资助，特此鸣谢！

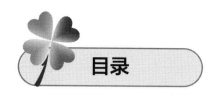

目录

第三章　1 型糖尿病成人诊疗管理路径（分支路径）

第一章

1 型糖尿病
整合医疗管理路径（主路径）

1 型糖尿病（type 1 diabetes，T1D）整合管理路径如图 1-1。

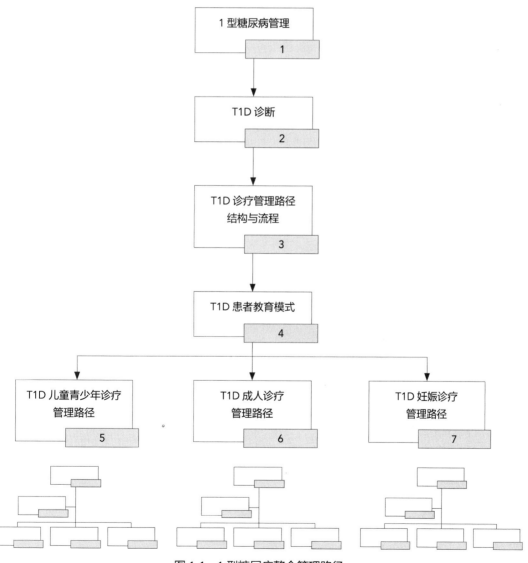

图 1-1 1 型糖尿病整合管理路径

一、1 型糖尿病管理

　　1 型糖尿病既往又被称为胰岛素依赖型糖尿病（insulin-dependent diabetes mellitus，IDDM），是由于胰岛 β 细胞的缺失或破坏，引起胰岛素的绝对缺乏而致病。我国儿童青少年中发病的糖尿病大多数为 1 型糖尿病，而成人各年龄组均可发病。

二、1 型糖尿病诊断

　　根据 2014 年美国糖尿病协会（American Diabetes Association，ADA）糖尿病诊疗指南和 2011 年国际糖尿病联盟 / 国际儿童青少年糖尿病协会（International Diabetes Federation/International Society for Pediatric and Adolescent Diabetes，IDF/ISPAD）提出儿童和青少年糖尿病全球指南：

　　糖尿病诊断标准为，包括 T1D：

　　（1）糖化血红蛋白（glycated hemoglobin，A1c）≥ 6.5%（根据美国国家糖化血红蛋白标准计划（National Glycohemoglobin Standardization Program，NGSP）认证和糖尿病控制和并发症试验（Diabetes Control and Complications Trial，DCCT）标准化的方法实验诊断），或

　　（2）空腹血糖（fasting plasma glucose，FPG）≥ 7.0mmol/L（空腹指 8 小时内无卡路里进食），或

　　（3）口服 75g 葡萄糖耐量试验（oral glucose tolerance test，OGTT）2 小时后血糖（postprandial plasma glucose，PPG）≥ 11.1mmol/L，或

　　（4）随机血糖 ≥ 11.1mmol/L，并有高血糖症状或高血糖危象的个体。

　　如无明确高血糖症状，应该再次测试确认结果。

（一）儿童青少年 1 型糖尿病

1. 临床表现

　　（1）典型症状多饮、多尿、多食伴体重下降，简称"三多一少"。

　　（2）急性发病，伴酮症酸中毒表现。

2. 代谢指标评估

　　（1）胰岛功能评估指标：血胰岛素和 C 肽、OGTT、静脉葡萄糖耐量试验（intravenous glucose tolerance test，IVGTT）、胰高糖素 C 肽激发试验。

　　结果判定：血胰岛素和 C 肽低于正常，支持 T1D 诊断分型检测。

　　（2）指标：谷氨酸脱羧酶抗体（glutamic acid decarboxylase antibody，GAD-A）、胰岛素自身抗体（insulin antiantibody，IAA）、蛋白酪氨酸磷酸酶自身抗体（protein tyrosinephosphatase antibody，IA-2A）、胰岛细胞抗体（islet cell antibodies，ICA）等。

结果判定：上述抗体为阳性者 1 型糖尿病可能性较大。

3. 甲状腺功能指标　血清游离三碘甲腺原氨酸（free triiodothyronine，FT3）、血清游离甲状腺素（free thyroxine，FT4）、促甲状腺激素（thyroid stimulating hormone，TSH）、抗甲状腺球蛋白抗体（anti-thyroglobulin antibodies，TGAb）、甲状腺过氧化物酶抗体（thyroid peroxidase antibody，TPOAb）、促甲状腺素受体抗体（thyrotrophin receptor antibody，TRAb）。

结果判定：1 型糖尿病可伴有甲状腺功能异常，甲状腺抗体阳性。

4. 家族史（直系三代图谱）　三代均有糖尿病家族史，应行基因检测排除单基因糖尿病。

（二）成人 1 型糖尿病

1. 临床表现

（1）大多数起病年龄小于 20 岁。

（2）"三多一少"症状明显，非肥胖体型，起病时伴有酮症（酸中毒）。

（3）需要胰岛素治疗大于 6 个月。

2. 甲状腺功能

指标：FT3、FT4、TSH、TGAb、TPOAb、TRAb。

结果判定：1 型糖尿病可伴有甲状腺功能异常，甲状腺抗体阳性。

3. 家族史（直系三代图谱）　三代均有糖尿病家族史，应行基因检测排除单基因糖尿病。

4. 胰岛功能评估　若起病初期，患者空腹 C 肽 < 200pmol/L，应疑为 T1D，然后随访观察 C 肽变化，进行最终分型。评估指标包括精氨酸刺激试验、IVGTT、OGTT、胰高糖素实验及混合餐糖耐量试验。

5. 糖尿病分型检测　以下抗体阳性可考虑为自身免疫性 T1D 的可能。

（1）胰岛细胞抗体（ICA）；

（2）谷氨酸脱羧酶抗体（GAD-A），敏感性最高；

（3）蛋白酪氨酸磷酸酶自身抗体（IA-2A）；

（4）胰岛素自身抗体（IAA）；

（5）锌转运蛋白 8 抗体（zinc transporter 8 autoantibodies，ZnT8-Ab）等。

三、1 型糖尿病诊疗管理路径结构与流程

管理路径的目标：为管理 T1D 的临床医护人员提供整合 T1D 诊疗管理方案，为 T1D 患者进行系统疾病管理，提高治疗达标率，减少或延缓并发症。

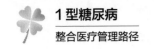

管理路径的设计原则：

1. 参考国内外相关指南与路径的内容，结合中国医疗体系和 T1D 患者人群的特点制定。

2. 充分整合 T1D 发病诊断，初诊入院，出院管理、门诊随访等不同阶段的路径。

3. 体现 T1D 儿童青少年和 T1D 成人糖尿病管理的不同情况和方案。

四、1 型糖尿病患者教育模式

T1D 患者教育原则：

1. 以患者为中心。

2. 对于初诊断的所有 T1D 患者和照护相关家庭成员（如父母）提供完整的疾病教育内容。

3. 对于日常门诊的随访患者和照护成员，根据每次正式教育后的知晓率和自我管理能力的评估结果，提供持续的患者教育。

T1D 教育方式：

1. **T1D 成人** 尊重和考虑"成人学习"的学习模式，把每个患者做为一个个体来制定教育方案。

2. **T1D 儿童青少年** 除了患儿本身的生长发育，学校沟通，心理教育，首要做好家长教育。

3. 相关的临床经验，根据患者年龄、病程、性别和生活质量的诉求，可参考以下教育模式：

（1）住院或者门诊 1 对 1 教育。

（2）住院或者门诊小组教育（10 人以内）。

（3）大型患者教育讲座。

（4）糖尿病儿童青少年夏令营或冬令营。

（5）病友网络和网络资源，成功病友榜样故事分享。

（6）患者自学资料（生存手册或"自我管理"手册）和 T1D 管理书籍。

T1D 教育团队：

需要多学科团队的医生和护理专家来提供有效的患者教育，除了糖尿病专科医生和护士以外，在条件允许的情况下，还需要配备营养师、心理咨询师、运动 / 康复师、成功 T1D 病友志愿者等支持住院和门诊的患者教育。

第二章

1 型糖尿病
儿童青少年诊疗管理路径（分支路径）

1 型糖尿病儿童青少年诊疗管理路径是 1 型糖尿病整合管理路径的分支路径之一，见图 2-1。

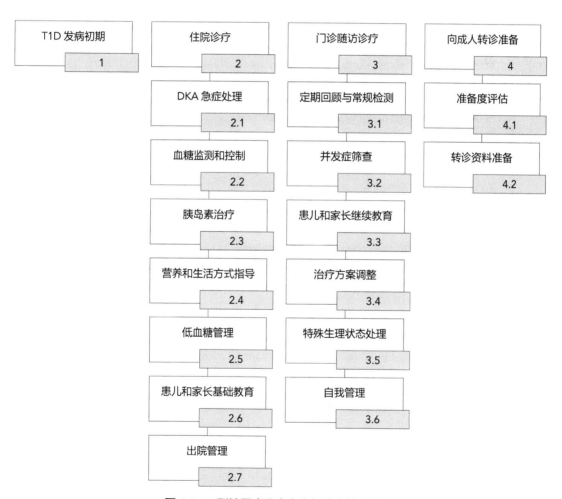

图 2-1　1 型糖尿病儿童青少年诊疗管理路径

参考指南：ADA 2014，ISPAD 2011，中国儿童糖尿病胰岛素应用指南，中国儿童糖尿病酮症酸中毒指南等。

一、1 型糖尿病儿童青少年发病初期

T1D 儿童青少年发病初期需要建立：

1. 科学的诊断、治疗流程，最大限度减少糖尿病酮症酸中毒（diabetic ketoacidosis，DKA）所致的死亡。糖尿病诊断流程见图 2-2。

2. 由医师、专科护士、营养师、心理咨询师等多学科专家参与的综合管理方案，分别从临床 - 心理 - 营养 - 运动等多学科为儿童糖尿病较系统化地制定管理和教育方案。

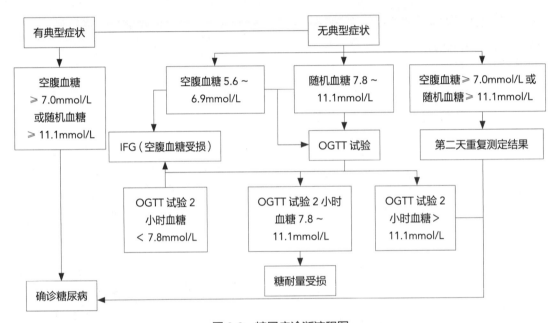

图 2-2　糖尿病诊断流程图

注：OGTT 为口服葡萄糖耐量试验。

二、1 型糖尿病儿童青少年住院诊疗

（一）糖尿病酮症酸中毒急症（急性并发症）处理

糖尿病酮症酸中毒（DKA）是 T1D 儿童青少年常见的急性重症并发症，可危及生命，儿童 2 型糖尿病和特殊类型糖尿病也可发生 DKA。T1D 初发患者 DKA 发病率约 15% ~ 75%，年幼儿童特别是 5 岁以下较易发生，国外儿童 DKA 总体死亡率约为 0.15% ~ 0.3%，其中 57% ~ 87% 为脑水肿所致。

DKA 常发生于 T1D 发病后未及时就诊、胰岛素用量不足或中断、饮食失调，或由胃肠疾病、外伤手术或急性重症感染、严重精神紧张或重度刺激、胰岛素拮抗激素如糖皮质激素分泌增加等因素所诱发。儿童糖尿病酮症酸中毒处理流程见图 2-3。

临床症状：
多尿，多饮，多食，夜尿，体重减轻，腹痛，疲劳，恶心呕吐，精神萎靡，昏迷

体格检查：
呼吸，脱水程度评估，循环灌注，血压，酮体气味，神志，呕吐情况

实验室检查：
血糖，血酮体，血气，电解质，肾功能，尿酮体

症状 +： 1. 血糖 > 11.1mmol/L。
　　　　 2. 血酮体显著增高，指血酮 > 3.0mmol/L。
　　　　 3. 酸中毒，pH < 7.3，HCO_3^- < 15mmol/L
DKA 分类：轻度 pH < 7.3，HCO_3^- < 15mmol/L
　　　　 中度 pH < 7.2，HCO_3^- < 10mmol/L
　　　　 重度 pH < 7.1，HCO_3^- < 5mmol/L

脱水程度评估：
3% - 临床上刚可以分辨出
轻度脱水 5% - 皮肤黏膜干燥
中度脱水 7.5% - 还有眼睛凹陷，毛细血管充盈时间延长
重度脱水 10% - 循环灌注存在严重异常，脉搏细弱，休克

复苏： 1. 保持气道畅通，呼吸衰竭者予气管插管、机械通道呼吸
2. 面罩 100% 氧气吸氧。
3. 心电监护，T 波异常予 ECG 检查。
4. 迅速建立二路静脉输液通路：严重休克者，予生理盐水 20ml/kg 在 10～30 分钟内输入，必要时重复，最大量 30ml/kg。一般酮症酸中毒，则于 1～2 小时输入。
5. 如果存在反复呕吐，需留置胃管并洗胃

液体疗法： 补液量 = 维持量 + 累积损失量
累积损失量 =% 脱水程度 × 体重（kg），脱水程度计算不能 > 10%，**不要计算液中丢失水量**
维持量的计算： 总量可分每 6 小时一组给予

体重（kg）	输液速度［ml/（kg·h）］
4～9	6
10～19	5
20～39	4
40～59	3.5
60～80	3

补液总时间一般为 48 小时，最初 4～6 小时液体须为生理盐水，后改 0.45% 氯化钠液体

补钾：无尿或血钾 > 5.5mmol/L 停止补钾

血钾（mmol/L）	补充氯化钾量	终浓度
< 3.5	40～60mmol/L	0.30%～0.45%
3.5～5.9	20～40mmol/L	0.15%～0.30%
> 5.5	停止补钾	

* 推荐开始补钾的浓度为 0.3%，严重缺钾而补钾浓度过高可同时加口服补钾

符合下列之一转入重症监护室：
严重酸中毒：pH < 7.1 伴显著呼吸困难。重度脱水伴休克
神志不清有吸入性肺炎危险
年龄低于 2 岁

小剂量胰岛素的应用： 补液开始后 1～2 小时胰岛素 0.1U/（kg·h）+0.9% 生理盐水 50ml，婴幼儿（< 5岁）0.05U/（kg·h），先计算 4～6 小时，微泵维持。
1. 血糖降低速度以 2～5mmol/L 为宜。
2. 血糖降速 > 5mmol/L 或降至 14～17mmol/L，改 0.45% 氯化钠 5% 葡萄糖，将血糖维持在 8～12mmol/L，必要时补液葡萄糖浓度增加至 10%～12.5%。
3. 如果经过 4～6 小时，血糖仍难以控制或血 pH 没有改善，需要警惕败血症、胰岛素剂量错误或存在其他问题，并考虑从头开始重新评估、治疗

脑水肿处理： 出现 2 项主要症状或 1 项主要症状和 2 项次要症状，高度怀疑。
主要症状：①与年龄不相称的大小便失禁；②意识改变；③不是由于睡眠或复苏引起的心率持续下降超过 20 次 / 分钟。
次要症状：①呕吐；②头痛；③嗜睡（不容易唤醒）；④年龄 < 5 岁；⑤舒张压 > 90mmHg。
怀疑脑水肿时，立即采用如下处理：
1. 甘露醇 5ml/kg，如症状改善不明显，2 小时后重复，后每隔 4～6 小时给予。
2. 将液量减半，至脑水肿改善，累积损失补液时间由 48 小时延长至 72 小时。
3. 转入抢救室（必要时气管插管、过度通气）

随访与生命体征监测：
1. 血压、心电监护。尽量不插导尿管，如意识不清可插。
2. 记录出入量，并测定每次尿液的酮体情况。
3. 如果尿量持续过多，可适当增加补液。
4. 每 1 小时测定指血血糖，每 1～2 小时测定指血血酮，若无改变测尿酮。
5. 每小时观察神经系统情况。
6. 扩容开始后 2 小时复查血气、电解质，后至少每 4 小时测一次。
7. 如酸中毒不能纠正，可能为扩容不够、败血症或胰岛素作用异常，检查输液通路、胰岛素剂量，考虑增加胰岛素量，予抗生素、生理盐水

向皮下注射胰岛素的转换： 患者能进食，血 pH > 7.3，HCO_3^- > 15mmol/L 可皮下注射胰岛素，首次皮下注射短效胰岛素 60 分钟（超短效 10 分钟）后停止输液和静滴胰岛素

图 2-3　儿童糖尿病酮症酸中毒处理流程

注：DKA 为糖尿病酮症酸中毒。

（二）血糖控制目标和监测

T1D 儿童青少年血糖控制目标：ISPAD 糖尿病血糖控制目标见表 2-1（血糖单位：mmol/L ）。

表 2-1　国际儿童与青少年糖尿病学会（ISPAD）糖尿病血糖控制目标

控制水平	理想水平	良好	一般	危险
临床评估				
血糖升高	无高血糖	无症状	多饮、多尿、遗尿	视物模糊、发育不良、青春期延迟、学校缺勤、皮肤生殖器感染、血管并发症征象
低血糖	无低血糖	少数轻度低血糖，无严重低血糖	严重低血糖发生（意识丧失和 / 或惊厥）	
生化检查评估				
SMBG/(mmol·L^{-1})				
早晨空腹或餐前	3.6 ~ 5.6	5 ~ 8	> 8	> 9
血浆葡萄糖 /(mmol·L^{-1})				
餐后血糖	4.5 ~ 7.0	5 ~ 10	10 ~ 14	> 14
睡前血糖	4.0 ~ 5.6	6.7 ~ 10	< 6.7 或 10 ~ 11	< 4.4 或 > 11
夜间血糖	3.6 ~ 5.6	4.5 ~ 9	< 4.2 或 > 9	< 4.0 或 > 11
A1c/%	< 6.05	< 7.5	7.5 ~ 9.0	> 9.0

SMBG：自我血糖监测（self-monitoring of bloodglucose）。

血糖监测：

1. 自我血糖监测　鼓励患者接受每天多次胰岛素注射（multiple daily injection，MDI）疗法或胰岛素泵疗法，每天至少 4 ~ 6 次指血监测，指尖血监测单见表 2-2，监测点在以下时间段（2011 年 ISPAD/IDF 指南）：

（1）用餐前或吃零食前；

（2）偶尔餐后；

（3）睡前；

（4）运动前；

（5）怀疑发生低血糖时；

（6）治疗低血糖至血糖恢复正常时。

2. 动态血糖监测　动态血糖监测（continuous glucose monitoring，CGM）能有效降低 T1D 成人患者的 HbA1c，是患者自我血糖监测有益的补充，有利于儿童，青少年和青年人，其有效性取决于持续依从性（2014 年 ADA 指南）。

CGM 有助于血糖达标并减少低血糖风险，对无感知低血糖的人群特别有效；有助于提高胰岛素使用有效性，一些长期研究（6 个月）也表明长期使用探头帮助改善血糖控制（2011 年 IDF/ISPAD 指南）。动态血糖监测单见表 2-3。

表 2-2　指尖血监测单

姓名：　　　　　　性别：　　　　　　年龄：　　　　　　住院号：

日期	早餐				午餐			晚餐				睡前		凌晨
	餐前	短效	中效	餐后	餐前	短效	餐后	餐前	短效	中效	餐后	睡前	中效	2:00
签名														

日期	早餐				午餐			晚餐				睡前		凌晨
	餐前	短效	中效	餐后	餐前	短效	餐后	餐前	短效	中效	餐后	睡前	中效	2:00
签名														

日期	早餐				午餐			晚餐				睡前		凌晨
	餐前	短效	中效	餐后	餐前	短效	餐后	餐前	短效	中效	餐后	睡前	中效	2:00
签名														

日期	早餐				午餐			晚餐				睡前		凌晨
	餐前	短效	中效	餐后	餐前	短效	餐后	餐前	短效	中效	餐后	睡前	中效	2:00
签名														

日期	早餐				午餐			晚餐				睡前		凌晨
	餐前	短效	中效	餐后	餐前	短效	餐后	餐前	短效	中效	餐后	睡前	中效	2:00
签名														

日期	早餐				午餐			晚餐				睡前		凌晨
	餐前	短效	中效	餐后	餐前	短效	餐后	餐前	短效	中效	餐后	睡前	中效	2:00
签名														

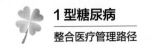

表 2-3 动态血糖监测（CGM）单

姓名：　　　　　性别：　　　　　年龄：　　岁　　　　　检查日期：

科室：　　　　　病区：　　　　　床号：

住院号：　　　　临床诊断：

日 期	正常参考值 （24 小时）	月 日	月 日	月 日	月 日
血糖测定次数					
平均血糖值 /(mmol·L^{-1})					
血糖标准差 /(mmol·L^{-1})					
血糖最高值 /(mmol·L^{-1})					
血糖最低值 /(mmol·L^{-1})					
血糖 ≥ 11.1mmol/L 的时间（小时:分）					
血糖 ≥ 10.0mmol/L 的时间（小时:分）					
血糖 ≥ 7.8mmol/L 的时间（小时:分）					
血糖 ≥ 7.0mmol/L 的时间（小时:分）					
血糖 ≤ 3.9mmol/L 的时间（小时:分）					
血糖 ≤ 2.8mmol/L 的时间（小时:分）					

（三）胰岛素治疗

1. 胰岛素治疗的原则

（1）推荐所有 T1D 患者尽早使用强化胰岛素治疗方案。

（2）T1D 患者的胰岛素剂量设定及调整应高度个体化。

（3）应尽量避免胰岛素治疗过程中发生低血糖。

2. 胰岛素的治疗方案　　儿童期因年龄、生理阶段和生活规律的不同，要求制定针对患儿的个体化胰岛素治疗方案。

（1）强化胰岛素治疗方案：推荐所有的 T1D 患者采用强化胰岛素治疗方案。

1）基础加餐时胰岛素治疗：也称每天多次胰岛素注射方案（multiple daily injections，MDI），是目前 T1D 患者最常用的强化方案。根据正常人的胰岛素分泌模式，一般三餐前用短效胰岛素或胰岛素类似物，睡前用中效（有些患者需要早餐前也注射一次）或长效胰岛素或其类似物。

2）持续皮下胰岛素输注（continuous subcutaneous insulin infusion，CSII）：也称胰岛

素泵治疗。CSII 治疗模式适合 MDI 控制不佳的 T1D，尤其是血糖波动大，反复发生酮症酸中毒，频繁的严重低血糖和 / 或低血糖昏迷及"黎明现象"明显的患者。胰岛素泵治疗时可选用的胰岛素为短效胰岛素或速效人胰岛素类似物。与 MDI 相比，CSII 的治疗相关花费明显增高。CSII 只有在有很好的糖尿病自我管理能力和有很强的良好控制糖尿病意愿的患者中使用才能发挥出其独特的优势。

（2）非强化胰岛素治疗方案

1）每天 2 次预混胰岛素：不推荐 T1D 患者。

2）每天 1 次中效或长效胰岛素方案：不推荐 T1D 患者。

3. 胰岛素剂量

（1）每天所需胰岛素总量：一般来说发病初期胰岛素总剂量为每日 0.5 ~ 1.0IU/kg，对于年龄 < 3 岁儿童，可以采用更低初始剂量；缓解阶段每日胰岛素总量通常 < 0.5IU/kg，青春期前儿童通常需要每日 0.7 ~ 1.0IU/kg，青春期可超过每日 1.0IU/kg，甚至高达每日 2.0IU/kg。对儿童和青少年而言，胰岛素的"正确"剂量是达到最佳血糖控制而不引起明显低血糖反应，同时能保障其正常的生长发育。

（2）初始胰岛素剂量的设定：儿童胰岛素初始剂量的设置，目前国内外的方案均不全相同。

MDI：按照糖尿病分会的推荐，胰岛素强化多次胰岛素注射治疗方案中，中效或长效胰岛素可能占日总剂量的 30% ~ 50%，其余 50% ~ 70% 的常规或超短效胰岛素分配在 3 ~ 4 次餐前给药。初始时可以按照三餐 1/3、1/3、1/3 或 1/5、2/5、2/5 分配。餐前大剂量的准确计算要根据饮食种类、数量，特别是碳水化合物含量以及进食后体力活动量的大小来确定。

按照临床经验，如采用短效胰岛素 + 中效胰岛素的治疗方案，也可采用更为容易调节血糖的方案：每天胰岛素剂量分 4 次，短效胰岛素早餐前 30% ~ 40%、中餐前 20% ~ 30%、晚餐前 30%，分别早、中、晚餐前 30 分钟皮下注射，晚上睡前再注射一次中效胰岛素（10% 每日胰岛素总量）。如采用速效胰岛素 + 长效胰岛素的治疗方案，则晚睡前注射的长效胰岛素占全天总剂量的 30% ~ 50%，剩余胰岛素总量改为速效等分于三餐前注射。

CSII：按照糖尿病分会的推荐，使用胰岛素泵治疗方案的患者，可根据平时血糖水平以及体重情况确定初始推荐剂量，一般为每日 0.4 ~ 0.5IU/kg，如已接受胰岛素治疗，可根据患者血糖控制情况进行调整。按照全天胰岛素总量的 40% ~ 60% 设定基础量，根据血糖控制的需要可设置为一个或多个时间段，在运动或某些特殊情况时，可相应地设定临时基础输注率。剩余胰岛素可按照 1/3，1/3，1/3 或者 1/5，2/5，2/5 分配至三餐前注射。临时进餐前可根据食物中碳水化合物含量和碳水化合物系数（即该患者每 1 单位胰岛素所能平衡的碳水化合物克数）计算临时胰岛素注射量，血糖高于目标血糖值时可以通过矫正胰岛素注射量来加强血糖控制。

（3）胰岛素剂量调整：根据 SMBG 或 CGM 的监测结果进行个体化的调整，调整时间可以每天调整，也可每 2 天调整。在非夜间低血糖所致的晨起空腹血糖升高时应增加前一日晚餐前或者睡前的中效或长效胰岛素。餐后血糖高则增加餐前速效或短效胰岛素用量。午餐前及晚餐前血糖水平升高，如果使用基础胰岛素，则增加早餐前基础胰岛素剂量 / 午餐前常规或速效胰岛素的量。当使用速效胰岛素作为餐前大剂量注射方式时，也可调整饮食中碳水化合物的比例。胰岛素泵可以用不同方式进行大剂量的输注，目的是减少餐后血糖高峰。新型的胰岛素泵内置运算方程，可根据血糖变化及碳水化合物摄取情况进行胰岛素剂量的自动调节。胰岛素泵治疗单见表 2-4，额外增加的胰岛素剂量计算见表 2-5。

（4）胰岛素治疗的全身副作用：主要包括低血糖反应、水肿、屈光不正和过敏反应。

表 2-4　胰岛素泵治疗单

姓名：　　　　　　性别：　　　　　　年龄：　　　　　　住院号：

日期	时间					大剂量	早餐前	午餐前	晚餐前
	基础率								
	测血糖时间	凌晨 2:00	早餐前	早餐后	午餐前	午餐后	晚餐前	晚餐后	睡前
	血糖值 / (mmol·L^{-1})								
	签名：								
日期	时间					大剂量	早餐前	午餐前	晚餐前
	基础率								
	测血糖时间	凌晨 2:00	早餐前	早餐后	午餐前	午餐后	晚餐前	晚餐后	睡前
	血糖值 / (mmol·L^{-1})								
	签名：								
日期	时间					大剂量	早餐前	午餐前	晚餐前
	基础率								
	测血糖时间	凌晨 2:00	早餐前	早餐后	午餐前	午餐后	晚餐前	晚餐后	睡前
	血糖值 / (mmol·L^{-1})								
	签名：								

续表

日期	时间				大剂量	早餐前	午餐前	晚餐前
	基础率							
	测血糖时间	凌晨2:00	早餐前	早餐后	午餐前	午餐后	晚餐前	晚餐后	睡前
	血糖值/(mmol·L⁻¹)								
	签名:								

表2-5　儿童糖尿病患病期间额外增加的胰岛素剂量计算表

酮体		血糖/(mmol·L⁻¹)				
血酮/(mmol·L⁻¹)	尿酮	< 5.5	5.5 ~ 10	10 ~ 14	14 ~ 22	> 22
< 0.6	阴性或痕迹	不用胰岛素。如血糖 < 4mmol/L，可能需要小剂量胰高糖素	不需要	如血糖仍高，增加下一餐前的胰岛素量	给予5%的TDD或0.05U/kg	给予10%的TDD或0.1U/kg，如需要再重复
		2小时后检查血糖和酮体				
0.6 ~ 0.9	痕迹或少量	饥饿性酮症，增加碳水化合物和液体摄入	饥饿性酮症，增加碳水化合物和液体摄入	给予5%的TDD或0.05U/kg	给予5% ~ 10%的TDD或0.05 ~ 0.1U/kg	给予10%的TDD或0.1U/kg
1.0 ~ 1.4	少量或中等	饥饿性酮症，增加碳水化合物和液体摄入	饥饿性酮症，增加碳水化合物和液体摄入，给予正常量的餐前胰岛素	增加碳水化合物和液体摄入，给予5% ~ 10%的TDD或0.05 ~ 0.1U/kg	给予10%的TDD或0.1U/kg	给予10%的TDD或0.1U/kg
1.5 ~ 2.9	中等或大量	高浓度的饥饿性酮症，增加碳水化合物和液体摄入	高浓度的饥饿性酮症，增加碳水化合物和液体摄入，给予5%的TDD或0.05U/kg	增加碳水化合物和液体摄入，给予10%的TDD或0.1U/kg	给予10% ~ 20%的TDD或0.1U/kg，如2小时后酮体没有减低，重复剂量	
		如患儿不能进食，需要静脉葡萄糖。有酮症酸中毒风险！每小时监测血糖和酮体				

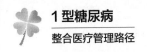

续表

酮体		血糖/(mmol·L⁻¹)			
> 3.0	大量	很高浓度的饥饿性酮症,增加碳水化合物和液体摄入	很高浓度的饥饿性酮症,增加碳水化合物和液体摄入,给予5%的TDD或0.05U/kg	增加碳水化合物和液体摄入,给予10%的TDD或0.1U/kg	给予10%～20%的TDD或0.1U/kg,如2小时后酮体没有减低,重复剂量
	如血酮体≥3.0mmol/L,有即刻酮症酸中毒危险,需马上胰岛素治疗! 要考虑住院治疗				

注：1. TDD（total daily dose）：胰岛素全天总剂量；

2. 高血糖、高酮提示胰岛素缺乏。"饥饿性酮症"通常 < 3mmol/L；

3. 速效胰岛素类似物或短效胰岛素可作为额外胰岛素给予，速效胰岛素优先考虑；

4. 肌内注射短效胰岛素可以加快吸收；

5. 酮体水平在额外胰岛素注射后的第一个小时内可能略有增加（10%～20%），随后逐渐降低。

（四）营养和生活方式指导

1. T1D 儿童青少年营养治疗（medical nutrition therapy，MNT）的目标：

（1）维持血糖、尿糖和血脂达到或接近正常值，防止酮症酸中毒和低血糖的发生，防止或延缓并发症的发生与发展。

（2）供给营养充足的平衡膳食，保证他们的正常生长和青春期发育，能与同龄儿童一样参加各种活动。

（3）明确理解饮食治疗的要点及调配多样化饮食的方法，安排一日三餐。

（4）实现理想的血脂和脂蛋白水平，维持正常的血压。制定一个适应个体和文化背景的膳食计划，并充分考虑个体/家庭的愿望和改变的意愿。为儿童和青少年维持或达成合理的体重提供充足能量，维持儿童和青少年的正常发育速率。

MNT 的建议方案见表 2-6。

表 2-6　儿童和青少年糖尿病能量计算方法

年龄	能量需要
0～12岁	每日总热量:应供给充足,按照以下简单公式进行计算,随年龄增长及时调整:全日总热量（kcal）= 1000 + 年龄 ×（70～100）,决定 70～100 系数的因素,与年龄、胖瘦程度、活动量大小以及平日饮食习惯有关。年龄较小的用量较大,较胖儿童热量给予较低,活动量大应适当增加热能摄入。可以参考以下系数安排每日热能。3 岁以下为 ×95～100,4～6 岁为 ×85～90,7～10 岁为 ×80～85,10 岁以上为 ×70～80

续表

年龄	能量需要
12 ~ 15 岁	1500 ~ 2000kcal/ 日，12 岁以后每年增加 100kcal 女性　2000 ~ 2500kcal/ 日，12 岁以后每年增加 200kcal/ 日 男性　29 ~ 33kcal/kg 理想体重
15 ~ 20 岁	女性　29 ~ 33kcal/kg 理想体重 男性　33 ~ 40kcal/kg 理想体重

需要考虑的饮食问题（见表 2-7）：

营养推荐允许膳食计划中的碳水化合物、蛋白质和脂肪比例个体化，以达到最理想的代谢目标。蛋白质的摄入占膳食计划总能量的 15% ~ 20% 就足以满足一般人群的机体需要。根据膳食推荐摄入量（recommended nutrient intake，RNIs），蛋白质摄入量：婴儿每日 2.2g/kg，15 ~ 18 岁的青少年男性每日 0.9g/kg。碳水化合物和单不饱和脂肪应占膳食计划总能量的 60% ~ 70%。为了达到合理的脂肪摄入比例，膳食计划中超过 2 岁的儿童或青少年脂肪量不应该超过总能量的 30%，饱和脂肪（saturated fat acid，SFA）的比例低于 10%，多不饱和脂肪（polyunsaturated fat acid，PUFA）低于 10%，单不饱和脂肪（monounsaturated fat acid，MUFA）占 10% ~ 15%。每日胆固醇摄入量应在 300mg 以下。

快餐食品也是糖尿病儿童或青少年膳食计划中一个严重的问题，多数快餐食品含有大量的油脂和糖分，其淀粉类食物均为精细加工食物，长期选食容易发生肥胖及胰岛素抵抗。这就要求在选食前对快餐食品的碳水化合物、脂肪、蛋白质和总能量进行了解，以便从中获益，并根据进食量和胰岛素剂量及体力活动进行最佳匹配。

进餐时间和胰岛素注射时间可能会影响患者血糖控制，应当强调每日定时定量进餐，尽可能与胰岛素起效时间相匹配。每日至少固定三餐，对于强化胰岛素治疗的患者还可以设计 5 ~ 6 餐，即 3 餐正餐、2 ~ 3 餐加餐，防止低血糖发生。使用速效胰岛素类似物可能有助于减轻"进食矛盾"，并提供更好的胰岛素剂量和所摄入食物间的匹配。

营养教育指导（给予家长及孩子）：

（1）掌握他们所关心食物的最佳选择方案；

（2）了解摄入不同食物对胰岛素剂量的影响；

（3）了解适合自己的营养解决方案；

（4）了解饮食与生长发育的关系；

（5）加餐进食和睡前加餐的原则；

（6）低血糖的预防与饮食治疗；

（7）血糖指数与血糖负荷对血糖控制的影响；

（8）掌握食品标签和碳水化合物计数法（表 2-8）。

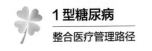

表2-7　不同阶段未成年1型糖尿病患者需要考虑的饮食问题

年龄段	需考虑的饮食问题
婴幼儿	鼓励进食家庭日常饮食。提供便于手抓的食物以鼓励自主进食。不提倡提供一瓶"简单糖"的碳水化合物摄入。 常见食欲下降的原因是持续"放养"和过度饮奶。 为了预防低血糖，每日两次注射预混胰岛素的患儿需要规律进食碳水化合物。 胰岛素泵的应用在管理婴幼儿进食行为方面是有益的。它的优点在于进食不恒定或添加新的食物时，餐前胰岛素的剂量可被分为餐前和餐中注射。重要的是，胰岛素可以作用到小于5g的碳水化合物
学龄期儿童	推荐所有患儿在校期间监测血糖。 日常的正餐和零食应该被纳入到学校作息时间表中。 常见的问题是在早餐和加餐之间的间隔时间太长。 建议在上学路上或第一节课前进食额外的碳水化合物零食，以使得血糖保持平稳直到午餐时间。 患儿需要对食物中的碳水化合物有所了解，以确保在校期间碳水化合物的适当分配。 避免下午加餐时进食过多，否则会导致晚上高血糖。要么在白天多吃时比较均衡分配碳水化合物的摄入，要么考虑下午额外注射胰岛素以应对加餐时额外的碳水化合物负荷。 仅在额外的剧烈活动时添加碳水化合物，而日常活动不需要
青少年	在这个年龄段挑战性的行为包括：抽烟、饮酒、晚归、睡过头、遗漏注射胰岛素和错过进餐。 应当强调日常的正餐和零食的重要性，尤其是在快速生长阶段，以避免下午和晚上过度地吃零食。 无序的饮食习惯可能是与糖尿病管理相冲突的一个严重问题，需要营养专家个体化饮食指导。 应该使胰岛素的管理方案适应个体化生活方式。 酒精可致迟发的低血糖，建议控制酒精摄入。 参与竞技体育时需要适当的胰岛素调整、适当时机和数量的碳水化合物摄入及足够的水分补充来优化身体性能

表2-8　1型糖尿病患者儿童碳水化合物计算建议

每日总热量 /kcal	碳水化合物 /g	碳水化合物含量 /g					
		早晨	上午零食	午餐	下午零食	晚餐	睡前零食
1200	165	30	15	45	15	45	15
1400	195	45	15	45	15	60	15
1500	210	45	15	60	15	60	15
1600	225	45	15	60	15	75	15
1700	240	60	15	60	15	75	15
1800	255	60	15	75	15	75	15

续表

每日总热量 / kcal	碳水化合物 /g	碳水化合物含量 /g					
		早晨	上午零食	午餐	下午零食	晚餐	睡前零食
2000	270	60	15	75	15	90	15
2200	300	75	15	90	15	90	15
2400	330	90	15	90	15	105	15
2600	360	90	15	90	15	135	15
2800	375	90	15	105	15	135	15
3000	410	105	15	120	15	135	15

2. 特殊生理状态处理 - 运动

（1）运动对糖尿病患者是非常有益的，可以帮助控制血糖，所以不应禁止，参与运动和定期锻炼应予鼓励。

（2）糖尿病教育应提供有关糖尿病运动和在校的知识。

（3）就像胰岛素如何调整一样，患者及其家属应得到关于锻炼前后应摄取多少碳水化合物的指导。根据不同的运动类型和运动时间来调整食物和胰岛素的量。

（4）与有糖尿病管理经验的儿科营养师保持联系。

（5）运动前需要测血糖，可以使血糖升高以满足运动的需要。

（6）运动前减少胰岛素的剂量。

（7）如果不能减少胰岛素的用量，应予加餐，剧烈运动所消耗的碳水化合物大约是：每小时 1 ~ 1.5g/kg。

（8）由于增加了胰岛素的敏感性，低血糖可以在运动过程中，或运动后不久出现，也有可能在运动后 24 小时发生。

（9）运动后夜间低血糖的风险很高，如果睡前血糖 < 7mmol/L，要特别留意。

（10）饮用无糖液体来防止脱水。

（11）如果无法测量血糖，应该在运动前加餐或者减少胰岛素剂量，同时减少夜间基础胰岛素剂量。

（12）在参加一些平时不熟悉的运动时，如糖尿病夏令营，可以减少 20% ~ 50% 的每日胰岛素剂量，以避免低血糖。

（13）大多数糖尿病患者的胰岛素治疗方式，不会受活动量的严重影响，但在剧烈运动 / 体育比赛时，建议多次注射或胰岛素泵治疗，可以提供足够的灵活性。

（14）可以使用连续血糖监测（CGM）来收集运动时血糖的详细信息。

3. 运动的胰岛素调整方法

（1）清晨早餐前运动

1）根据运动强度，减少 20% ~ 50% 的晚上中效 / 长效胰岛素剂量；

2）建议减少晚上长效胰岛素类似物的剂量；

3）减少 30% ~ 50% 的早餐前胰岛素剂量。

（2）餐后进行的运动

1）运动应安排在餐前胰岛素给药后至少 1 ~ 2 小时；

2）根据运动强度，减少 20% ~ 75% 的餐前胰岛素量；

3）或者减少下一餐前的胰岛素剂量；

4）减少胰岛素注射剂量的 70% ~ 80%，如果运动时间达 90 分钟。

（3）长时间的运动

1）如果运动时间达到 4 小时，餐前速效胰岛素剂量要减少 30% ~ 50%；

2）如果是一整天的运动，减少前一天晚上基础胰岛素量的 50%，同时降低运动时和运动后速效胰岛素剂量的 30% ~ 50%；

3）在一整天的运动后，减少当天晚上基础胰岛素剂量的 10% ~ 20%。

（4）高强度的间歇性运动 – 团队运动

1）降低 70% ~ 90% 的餐前胰岛素；

2）如果团队比赛时间小于 60 分钟，没有必要减少餐前胰岛素量。

（5）使用胰岛素泵的餐后参加运动

1）如果运动在餐后 1 ~ 3 小时开始，减少餐前大剂量；

2）在整个运动期间，减少基础量的 50%；

3）在运动前 30 ~ 60 分钟，就开始减少基础量；

4）改变基础胰岛素量后的 2 ~ 3 小时，其作用才出现；

5）如果不降低基础量，也可以关闭或暂时取下胰岛素泵；

6）如果选择暂停模式，可能会导致胰岛素泵管道阻塞；

7）如果胰岛素泵暂停时间大于 2 小时，需要补充一个大剂量。

（6）避免迟发性的低血糖：减少 10% ~ 30% 的夜间基础胰岛素量。

（7）运动禁忌

1）对于那些运动前血糖水平很高（ > 14mmol / L）并伴有尿酮 / 血酮的患者，任何运动都是危险的。给予 0.05U/kg 或 5%TDD（平时全天总剂量）的剂量，直到酮体消失才能参加运动。如果没有办法测量酮体，而患者感觉恶心，就不应参加体育运动。

2）有增殖性视网膜病变或肾病的患者应避免可能引起动脉血压增高的运动。

3）进展性神经病变的患者应避免类似足球的运动。

（8）注意事项：在高海拔地区低血糖的症状可能会与缺氧 / 高原反应混淆。

（五）低血糖管理

1. 低血糖的定义 糖尿病患者的低血糖症是指患者在药物治疗过程中发生的血糖过低现象，可导致患者不适甚至生命危险。一般认为，糖尿病患者血糖水平 ≤ 3.9mmol/L 可诊断低血糖。

2. 临床表现　与血糖水平以及血糖的下降速度有关，可表现为交感神经兴奋（如心悸、震颤、出汗、饥饿感等）和中枢神经症状（如神志改变、认知障碍、抽搐和昏迷）。

临床上反复发作低血糖的患者可以不出现低血糖的先兆症状，而直接发展为严重的低血糖昏迷。

低血糖可划分为轻度（1 级）、中度（2 级）和重度（3 级）3 类。轻度低血糖患者可意识自己发生了低血糖并能够自我救治，5～6 岁以下 T1D 儿童很少被归类为轻度低血糖，因为他们通常都无法帮助自己。中度低血糖患者无法应对低血糖并需要他人的帮助，但可以使用口服的方式予以纠正。重度低血糖患者处于半清醒、或无意识、或陷入昏迷状态伴或不伴随抽搐，一般需要注射药物治疗（胰高血糖素或静脉注射葡萄糖）。

3. 治疗　治疗症状性低血糖首选葡萄糖（15～20g），也可选用任何含有葡萄糖的碳水化合物。如果治疗 15 分钟后 SMBG 依然为低血糖，应该再次给药。一旦 SMBG 血糖正常后，患者应该继续追加一次正常饮食或点心，以预防低血糖复发。

所有严重低血糖高危的患者，照护者或家人均应给予胰高血糖素，并教会如何用药。胰高血糖素不要求必须由专业人员给予。

对于无症状低血糖或出现过一次或多次严重低血糖的糖尿病患者，应该降低血糖控制目标，以严格避免至少在近几周内再次发生低血糖，还可以部分逆转无症状性低血糖并减少将来发生低血糖的风险。低血糖发生后的管理流程见图 2-4。

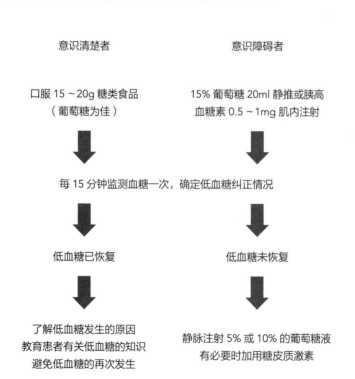

图 2-4　低血糖管理流程

4. 诱因及预防 低血糖诱因主要包括胰岛素或其他降糖药剂量过大；未按时进食，或进食过少；运动量增加；酒精摄入，尤其是空腹饮酒。预防措施包括定时定量进餐、使用胰岛素从小剂量开始，逐渐增加剂量，谨慎地调整剂量、运动前进食额外的碳水化合物、避免酗酒和空腹饮酒等均是预防低血糖发生的有效措施。此外，加强对患者、家属等提供关于低血糖识别和管理的教育。完整详实的血糖监测记录也将有助于 T1D 患者预测低血糖的发生，避免严重低血糖事件。

（六）患儿和家长基础教育

第一阶段（初诊住院期间）：基础教育内容

初诊：生存技巧

1. 出现"三多一少"的原因和诊断的依据；

2. 简单解释糖尿病致病因素的不确定性；

3. 胰岛素治疗的必要性和胰岛素作用原理；

4. 血糖的概念 – 正常血糖和目标血糖水平；

5. 胰岛素注射、血糖和尿糖测定技能、血糖检测的理由；

6. 简单解释低血糖的原因；

7. 不能忘记胰岛素 – 预防 DKA；

8. 在家和在学校糖尿病需要注意的事项，讲解运动的作用；

9. 制作糖尿病信息卡、项圈和其他信息卡；

10. 介绍可以得到支持的糖尿病机构；

11. 心理诊断和调节；

12. 急诊时可以联系的电话。

具体内容参考：T1D 儿童青少年管理路径附录：糖尿病教育参考。

（七）出院管理

1. 新发患者

（1）诊断明确；

（2）血糖控制好：空腹血糖 4 ~ 7mmol/L（5 岁以上），4 ~ 10mmol/L（5 岁以下）；

（3）完成糖尿病教育。

2. 复住院患者

（1）血糖控制平稳：空腹血糖 4 ~ 7mmol/L（5 岁以上），4 ~ 10mmol/L（5 岁以下）；

（2）并发症评估：急性并发症治愈，慢性并发症控制。

三、 1 型糖尿病儿童青少年门诊随访诊疗

（一）定期回顾和常规检测

门诊随访和年度评估计划：每 3 ~ 6 个月，门诊随访计划表和年度综合回顾与评价表分别见表 2-9 和表 2-10。

1. 营养计划；

2. 运动计划；

3. 代谢指标控制计划；

4. 血糖检测计划；

5. 并发症筛查计划；

6. 未成年患者需有家属监督计划；

7. 生长发育评估。

表 2-9　门诊随访计划

姓名：　　　　性别：　　　　年龄：　　　　门诊号：　　　　日期：

营养计划	
每日总热量 /kcal	
热量分配	
早餐	
午餐	
晚餐	
点心	
食物能量分配	
碳水化合物	
蛋白质	
脂肪	

运动计划		
运动强度	运动方式	时间 / 分钟
最轻运动	散步、购物	
轻度运动	太极拳、体操	
中度运动	快走、慢跑、骑车、爬楼梯、健身操	
稍高强度运动	跳绳、游泳、登山、球类、舞蹈	

续表

代谢指标控制计划	
	随访时间
身体体质指数（body mass index，BMI）	每3个月
血脂全套	每6个月

血糖监测计划		
指尖血糖监测	三餐前（早餐、午餐、晚餐）	
	三餐后（早餐、午餐、晚餐）	
	睡前	
	凌晨	
糖化血红蛋白	每3个月1次	

并发症筛查和复诊计划	
	随访时间
眼病（视网膜病变、白内障、黄斑病变等）	每6个月
肾病（蛋白尿、慢性肾脏病（chronic kidney disease，CKD））	每6个月
周围神经病变	每6个月
心血管	每6个月
周围血管病变（颈动脉、下肢动脉、足病）	每6个月
甲状腺功能评估	每6个月

未成年患者需有家属监督计划	
	监督
饮食	每天
运动	每天
血糖监测	每次
胰岛素治疗	每次

生长发育评估				
	第一季度	第二季度	第三季度	第四季度
身高				
体重				
BMI				
乳房发育				
睾丸发育				
阴毛发育				
骨龄	年度首次： 岁		年度第二次： 岁	
评估时间	年 月 日	年 月 日	年 月 日	年 月 日

注：骨龄每6个月评估1次。

表 2-10　年度综合回顾与评价

姓名：　　　　性别：　　　　年龄：　　　　门诊号：　　　　日期：

营养	
每日总热量 /kcal	
热量分配	
早餐	
午餐	
晚餐	
点心	
食物能量分配	
碳水化合物	
蛋白质	
脂肪	

运动		
运动强度	运动方式	时间 / 分钟
最轻运动	散步、购物	
轻度运动	太极拳、体操	
中度运动	快走、慢跑、骑车、爬楼梯、健身操	
稍高强度运动	跳绳、游泳、登山、球类、舞蹈	

代谢指标控制			
	随访时间	随访率	控制情况
BMI	每 3 个月		
血脂全套	每 6 个月		

血糖监测				
	内容	完成率	达标率	控制情况
指尖血糖监测	三餐前（早餐、午餐、晚餐）			
	三餐后（早餐、午餐、晚餐）			
	睡前			
	凌晨			
糖化血红蛋白	每 3 个月 1 次			

续表

并发症筛查和复诊

	随访时间	随访率	控制情况
眼病(视网膜病变、白内障、黄斑病变等)	每6个月		
肾病(蛋白尿、CKD)	每6个月		
周围神经病变	每6个月		
心血管	每6个月		
周围血管病变(颈动脉、下肢动脉、足病)	每6个月		
甲状腺功能	每6个月		

未成年患者需有家属监督

	监督	完成率
饮食	每天	
运动	每天	
血糖监测	每次	
胰岛素治疗	每次	

生长发育评估

	评估结果
身高	
体重	
BMI	
乳房发育	
睾丸发育	
阴毛发育	

综合评价意见:

年　　月　　日

签名

（二）并发症筛查

并发症筛查的项目和筛查频率：每 6 个月。

（1）眼病（视网膜病、白内障，黄斑病变等）；

（2）肾病（蛋白尿，CKD）；

（3）血脂异常；

（4）甲状腺功能评估。

1. 糖尿病眼病

（1）诊断标准和类型：糖尿病视网膜病变可分为背景性视网膜病变，增殖性视网膜病变前期和增殖性视网膜病变。

1）背景性视网膜病变特征：微血管瘤（这是糖尿病患者特有的眼底改变）、视网膜前和视网膜内出血、软性和硬性渗出灶。

2）增殖性视网膜病变前期特征：血管阻塞，进展性视网膜内微血管异常，眼底出现棉絮状白斑。

3）增殖性视网膜病变特征：视网膜新生血管，玻璃体 / 视网膜前出血，可出现纤维组织增生、玻璃体出血、视网膜剥离等严重病变。

（2）检测方法

1）筛查方法：眼底摄影或扩瞳后的直接或间接检眼镜检查（不敏感）。

2）最敏感的方法：立体数字和彩色胶片眼底摄影和荧光血管造影。

（3）筛查间隔

1）国际青少年糖尿病协会（ISPAD）建议对病程不超过 2 年的儿童从 11 岁，病程 5 年以上的儿童从 9 岁开始每年一次接受视网膜病变筛查。

2）一旦确诊患有增殖性视网膜病变，每 3 个月检查一次。

（4）干预和治疗

1）血糖控制差、高血压、血脂异常和高 BMI 是糖尿病视网膜病变进展的危险因素。

2）强化血糖控制是防止早期视网膜病发展演变的最基本措施。

3）生活方式干预：饮食控制，中等强度运动每天大于 1 小时。

4）血压超过同龄同性别同身高人群的第 95 百分位或年轻成人 130/80mmHg 以上，推荐使用血管紧张素转换酶抑制剂（angiotensin-converting enzyme inhibitors，ACEI）治疗，常用 ACEI 制剂有福辛普利钠（蒙诺），每日 0.2～0.6mg/kg，> 12 岁同成人，起始剂量 10mg/d，顿服，一般 10～40mg/d。

5）血低密度脂蛋白胆固醇（low-density lipoprotein cholesterol，LDL-c）超过 3.4mmol/L 考虑他汀类药物治疗，常用他汀类药物有辛伐他汀，可从 5mg/d 开始，晚间顿服，一般 10～40mg/d。

6）当糖尿病视网膜病可能致盲时，采用全视网膜光凝固术，即激光治疗，可以防止

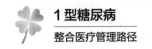

失明。

2. 糖尿病肾病

（1）诊断标准和类型

1）糖尿病肾病的定义是持续蛋白尿 > 500mg/24 小时或白蛋白尿 > 300mg/24 小时，通常与高血压和肾小球滤过率下降有关。

2）微量白蛋白尿是糖尿病肾病的最早临床特征。微量白蛋白尿的定义是：①测定白蛋白排泄率（albumin excretion rate，AER）在 20～200μg/ 分钟，或 24 小时尿液 AER 30～300mg/d；②晨尿中白蛋白的浓度（albumin concentration，AC）在 30～300mg/L；③白蛋白 / 肌酐比值（albumin creatinine ratio，ACR）测定：男性 2.5～25mg/mmol，女性 3.5～25mg/mmol。

3）1 型糖尿病患者的肾脏病变通常分为五个阶段。第一阶段：肾小球滤过率（glomerular filtration rate，GFR）增加和肾脏肥大。第二阶段：有肾脏轻微结构改变伴有尿微量白蛋白间断排出增加，尿蛋白排出量在正常范围之内。第三阶段：肾病初始阶段，尿微量蛋白产生，尿蛋白排除率（AER）在 20～200μg/ 分钟或 30～300mg/24 小时，肾脏结构改变更加严重。第四阶段：AER 增至大量蛋白尿（AER > 200μg/ 分钟或 > 300mg/24 小时），同时有 GFR 持续下降。第五阶段：终末期肾病（end-stage renal disease，ESRD）。

（2）检测方法：尿蛋白检测是检测微血管病变最基本的方式。

筛查方法：隔夜或 24 小时尿液测定白蛋白排泄率（AER）或晨尿白蛋白 / 肌酐比值（ACR）。通过晨尿评估儿童和青春期少年 ACR 简单易行同样精确。

确诊方法：在规定时间内收集尿液（隔夜或 24 小时），测定白蛋白排泄率（AER）。不管用何种检测手段，至少 3～6 个月内 3 次检测中需 2 次异常方可确诊。

（3）筛查间隔：国际青少年糖尿病协会（ISPAD）建议对病程不超过 2 年的儿童从 11 岁，病程 5 年以上儿童从 9 岁开始每年一次接受糖尿病肾病筛查。如果结果异常，检查需要在 3 个月内复查，如果仍异常，需要进行其他肾脏疾病检查，排除肾小球肾炎、输尿管感染、继发感染、经期出血、阴道排泄物、直立性蛋白尿和剧烈运动所致的蛋白尿。

（4）干预和治疗

1）血糖控制差、高血压、血脂异常和吸烟是糖尿病肾病的危险因素。去除危险因素可以预防或延迟微量白蛋白尿进展为终末期肾病。

2）尿微量蛋白的异常，初始治疗措施首选是强化血糖控制、戒烟、限制过多蛋白摄入。

3）控制血压在正常范围。推荐使用 ACEI 制剂，ACEI 能延缓成人 T1D 合并微量白蛋白尿的患者进展为蛋白尿，减少 T1D 合并糖尿病肾病患者的蛋白尿，延缓肾衰出现。要求控制血压在同龄同性别同身高人群的 90 百分位点以下。常用 ACEI 制剂有福辛普利钠（蒙诺），每日 0.2～0.6mg/kg。

4）控制血脂在正常范围，LDL-c < 2.6mmol/L；高密度脂蛋白（high density lipoprotein cholesterol，HDL-c）> 1.1mmol/L；甘油三酯 < 1.7mmol/L。

3. 血脂异常

（1）血脂异常的筛查：所有 > 2 岁的儿童在诊断糖尿病后，如果符合以下条件之一，应该在血糖得到控制后立即检查空腹血脂谱：①高胆固醇血症家族史（总胆固醇 > 13.33mmol/L）；②家族在 55 岁前出现心血管事件；③家族史不明。如果不必担心家族史，应在青春期（10 岁）后开始进行首次血脂筛查。所有在青春期或青春期后患糖尿病的儿童都应在确诊时进行空腹血脂筛查（血糖控制好以后）。

如果血脂不正常，均应该每年监测血脂。如 LDL-c 值在可接受的危险水平以内（< 2.6mmol/L），应该每 5 年复查血脂。

（2）血脂异常的治疗：启动治疗应该包括优化血糖控制和实施医学营养治疗，目标是降低饮食中饱和脂肪含量。

对于 10 岁以上的儿童患者，如在医学营养治疗和生活方式改变后，低密度脂蛋白胆固醇（low density lipoprotein cholesterol，LDL-c）> 4.1mmol/L，或 LDL-c > 3.4mmol/L 且伴一个以上的心血管病（cardiovascular disease，CVD）危险因素，应该加用他汀类药物。

治疗目标是 LDL-c < 2.6mmol/L。

4. 甲状腺功能与评估

（1）T1D 易与其他自身免疫性疾病合并存在，其中最常见的是自身免疫性甲状腺疾病。

（2）指标：T1D 确诊后，需进行 TPOAb、TG Ab、TSH、FT4 检测。如检测正常且无甲状腺功能异常临床表现、无甲状腺肿大，可每隔 1 ~ 2 年重复检测上述指标。如患者 TPOAb 阳性或有甲状腺功能异常症状或甲状腺肿大则应进行更频繁的检测。

（3）临床表现：T1D 合并甲减时，大部分无典型临床表现，仅少部分可出现无痛性甲状腺肿、体重增加、生长发育迟缓、乏力、食欲缺乏、便秘、畏冷、嗜睡和心动过缓等，血糖控制一般不受到显著影响。T1D 合并甲亢时，可有体重下降、怕热、易激惹、心动过速和震颤等，血糖常难以控制，需增加胰岛素剂量。

（4）治疗：T1D 合并甲状腺疾病的治疗与普通人群一样。合并甲减时，加用甲状腺激素替代治疗直至 TSH 恢复正常水平。合并甲亢时，可采用抗甲状腺药物如甲巯咪唑、丙基硫氧嘧啶。对于难治性和复发性甲亢合并 T1D 可采用手术及放射性 ^{131}I 治疗。

（三）患儿和家长继续教育

1. 患儿和家长自我管理能力评估

（1）未成年人患者需要家属监督计划：饮食、运动、血糖监测、胰岛素治疗；

（2）生长发育评估：身高、体重、BMI、性征发育、骨龄；

（3）糖尿病知识和管理技能评估：糖尿病基础知识，糖尿病管理技能，糖尿病胰岛素泵技能，独立求医能力，紧急情况下或患病时的处理能力。

2. 继续教育内容（升级教育课程）

（1）糖尿病流行病学、病理生理、分类和代谢；

（2）胰岛素分泌、生理作用；

（3）胰岛素注射、种类、吸收、调节；

（4）营养 - 饮食安排、质量、数量；

（5）对碳水化合物、脂肪、蛋白质、纤维素摄入的建议；

（6）特殊事件处理、生长和肥胖的调节、饮料和糖类食物摄入；

（7）低血糖的预防和处理；

（8）日常疾病、高血糖、酮症的处理；

（9）解决问题的技巧；

（10）控制目标；

（11）微血管和大血管病变及其预防；

（12）运动、糖尿病夏令营、假期安排。

具体内容参考：T1D 儿童青少年管理路径附录：糖尿病教育参考。

（四）调整治疗方案

1. 根据所制定 T1D 儿童青少年血糖控制目标：ISPAD/IDF（血糖单位：mmol/L）评估达标情况，并调整胰岛素用量、饮食和生活方式建议方案。

2. 评估患儿和家长对新疗法的准备度，对于非强化胰岛素治疗（2 针）的患者启动更优的强化胰岛素治疗的每日多针注射或胰岛素泵疗法的转化。

3. 具体调整方案请参考住院路径中胰岛素治疗部分。

（五）特殊生理状态处理

1. 患病处理

（1）糖尿病治疗团队应向患者及其家属提供明确的指导，在糖尿病患者生病时应该如何处理，并避免酮症酸中毒、脱水、不能控制或有症状的高血糖和低血糖等并发症的出现。定期检查和再教育的内容应包括生病期间的认识和处理知识。

（2）在生病期间，不要停止胰岛素注射，胰岛素剂量可能需要暂时增加或减少。

（3）疗效不确定的药物治疗方案应避免。

（4）在糖尿病儿童发生呕吐时，常常表示胰岛素缺乏（除非有证据排除）。

（5）生病期间，应该和监测葡萄糖浓度一样更频繁地监测血液或尿液酮体水平，血糖监测至少 4～6 小时一次，同时监测尿酮。

（6）如果在家不能监测葡萄糖和 / 或酮体水平，应予预防脱水治疗为主，应与医院保持联系，及时评估和治疗潜在高血糖危象、酮症酸中毒以及低血糖危象。

（7）含糖和电解质（氯化钠）的液体，如口服补液盐（oral rehydration salts，ORS）在生病胃纳欠佳时应予常规补充，饮水可以预防脱水。含糖的液体有助于防止低血糖及饥饿性酮症。特别是在炎热的天气，液体摄入量应增加。

（8）任何潜在疾病引起的代谢紊乱，应予诊断和治疗。

（9）发热的适当处理可以降低脱水的风险。

（10）恶心、呕吐的合理治疗应包括原发疾病处理，低血糖的治疗，与原发疾病相关的胰岛素缺乏或胰岛素抵抗的诊断和治疗。胰岛素泵发生故障会导致酮症和恶心/呕吐。

（11）对持续或进展的脱水、潜在的失代偿性糖尿病酮症酸中毒和糖尿病昏迷，患者和家属应该能予以识别，并及时就医，建立静脉补液或其他肠道外液体治疗。每天数次体重监测将有助于确定需要输液的更严重脱水和液体丢失情况。

（12）为糖尿病患者提供书面的生病时期疾病管理指导。糖尿病生病时期的知识教育和定期的再教育至少每年有一次。

（13）和呼吸系统疾病时常发生高血糖的情况不同，在胃肠道疾病时，往往出现低血糖，而这时血糖检测非常重要。胃肠炎时胰岛素剂量通常要减少，但如果减少太多，会出现后续酮症酸中毒的风险。小剂量胰岛素给予的同时，可补充少量的含糖饮料。如果酮症持续进展，表明患儿需要更多的碳水化合物（和更多的胰岛素）。治疗低血糖包括快速起效的葡萄糖、蔗糖和/或果糖片，补液或静脉注射葡萄糖。

（14）小剂量胰高糖素的剂量方案（表 2-11）如果有效，可提高低血糖相关疾病患者的血糖达数小时之久。

表 2-11　小剂量胰高糖素的剂量方案

年龄/岁	剂量	
	μg	胰岛素注射器的刻度单位
≤2	20	2
2~15	10/岁	1/岁
>15	150	15

注：以上的推荐剂量和严重低血糖时的剂量不同。

2. 手术处理

（1）术前准备

1）收治儿童糖尿病进行外科手术的医院应有书面的术前和术后诊疗常规。

2）为了确保患者安全，麻醉师和糖尿病治疗团队在整个手术期间应保持密切的联系。

3）只要有可能，对儿童和青少年糖尿病患者的手术应在有资质和相应设施的医院中

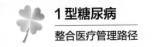

进行。

4）需要做大手术时，患者必须住院进行全身麻醉，并保证重症监护室（intensive care unit，ICU）绿色通道的畅通。

5）静脉通路、葡萄糖输液和频繁的血糖监测是全身麻醉的必须组成部分。5%的葡萄糖要充分准备；当有低血糖的危险时，还需要用到10%的葡萄糖。手术中的目标血糖水平介于5～10mmol/L。

6）为了减少低血糖的风险，已空腹超过2小时，需要全身麻醉的患者应给予静脉葡萄糖输液。

7）患者可以通过毛细血管采血进行密切的血糖监测，因为手术造成的应激可能会导致高血糖，需要增加胰岛素用量。

8）入院进行择期手术之前，首先评估血糖控制情况，如血糖控制差，或控制存在问题，应取消和重新安排手术。

（2）手术当天的流程

1）理想的手术时间是早晨，因此最好安排在第一个手术。

2）手术前至少禁食6小时。

3）当天早上不要注射胰岛素。

4）手术前至少2小时开始静脉输注胰岛素（在50ml生理盐水中稀释50IU的短效胰岛素；1IU＝1ml）和5%葡萄糖（如果担心低血糖，可增加至10%）。如果血糖高（＞14mmol/L），用0.45%或0.9%的氯化钠（NaCl），同时增加胰岛素输注，当血糖＜14mmol/L时，加入5%葡萄糖。

5）胰岛素用法：如果血糖＜6～7mmol/L，以每小时0.025ml/kg开始输注；如果血糖8～12mmol/L，以每小时0.05ml/kg开始输注；如果血糖12～15mmol/L，以每小时0.075ml/kg开始输注；如果血糖＞15mmol/L，以每小时0.1ml/kg开始输注。

6）术前每小时监测血糖，术中直至手术结束麻醉苏醒，每30～60分钟监测血糖。同时相应地调整胰岛素量。

7）如果血糖＜5～6mmol/L，不要停止胰岛素，否则将会引起反应性的高血糖。可降低静脉输注的速度。

8）如血糖＜4mmol/L时，暂时停止静脉胰岛素输注，一般只暂停10～15分钟。

（3）术后持续液体补充

1）葡萄糖：使用5%的葡萄糖，如果担心低血糖，可使用10%的葡萄糖。如果血糖＞14mmol/L，用0.45%或0.9%不含葡萄糖的NaCl，同时增加胰岛素输注，当血糖＜14mmol/L时，加入5%葡萄糖。

2）钠：给予0.45%的NaCl混合5%葡萄糖，仔细监测电解质，如果血浆钠浓度下降，改成0.9%的生理盐水。

3）钾：监测电解质。手术后，给予氯化钾（KCl）20mmol每升液体。

4）液体需要量：24 小时液体需要量见表 2-12。

表 2-12　液体需要量

体重	24 小时液体需要量
3 ~ 9kg	100ml/kg
10 ~ 20kg	每 kg 体重增加 50ml
> 20kg	每 kg 体重增加 50ml

注：女性最大量 2000ml/24 小时，男性最大量 2500ml/24 小时。

（4）使用胰岛素泵的患者

1）如果是短时间的全身麻醉（≤ 1 小时），胰岛素泵可以保持原有的基础量，同时给予 5% 的葡萄糖持续输注（具体见上）。除非需要纠正高血糖，不要给予餐前大剂量。

2）当需要时，在术前和术后可以调整泵剂量。或者，给予额外的静脉胰岛素来获得目标血糖。

（5）需要禁食的小手术

1）当患者需要进行一些小手术时（需要或不需要镇静或麻醉），可由有儿童糖尿病麻醉经验的专业人员制定方案。

2）建议一早手术（如上午 8 ~ 9 点）。

3）每日两次胰岛素治疗者：给予 50% 的胰岛素剂量（NPH / 长效和短 / 速效混合），或重复给予小剂量的短 / 速效胰岛素（20% ~ 50% 早餐前的短 / 速效剂量）。

4）基础量 / 餐前量治疗者（或胰岛素泵使用者）：按照平时的早餐剂量，如果需要的话，加小剂量速效胰岛素。一旦可以开始进食，给予餐前量和食物。

5）直到手术完成后，立即给予胰岛素和食物。

（6）外科急诊：如果存在 DKA，按照 DKA 处理流程予以治疗直到外周循环和电解质恢复，然后实施手术。如不存在 DKA，按照择期手术常规进行。

3. **补充说明**　T1D 儿童青少年门诊再住院指征：

（1）糖尿病酮症酸中毒：再次出现 DKA。

（2）血糖波动大，经门诊调整用药无法好转。

（3）糖化血红蛋白大于 9%。

（4）出现严重低血糖。

（5）出现非酮症性高渗性昏迷。

（6）出现各类慢性并发症。

（7）糖尿病治疗方案调整：由 MDI 更换为胰岛素泵，胰岛素种类变换。

（8）出现需要住院的糖尿病合并症，如较严重感染、手术等。

（六）自我管理

患儿及家长自我管理能力打造流程如图 2-5。

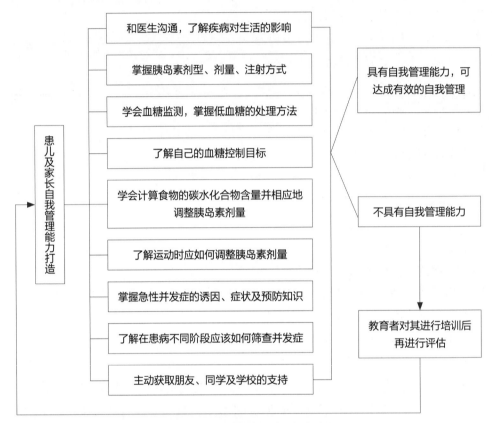

图 2-5　自我管理能力打造流程

 四、 **1 型糖尿病儿童青少年向成人转诊准备**

（一）准备度评估

儿童糖尿病过渡期启动的建议：

1. **生理成熟**　年龄 18 ～ 21 岁，经体格评估（发育特征 + 骨龄）符合生理成熟标准。

2. **心理成熟**　经心理测试分析，具有成年人行事特点和心理成熟、稳定度，可以脱离父母支持，开始自我独立管理疾病。

3. **代谢稳定**　经多种模式个体化治疗，代谢处于稳定状态，患者无在短时间内改变治疗方式的意愿。

4. **并发症评估**　无严重急性并发症如低血糖、DKA 短时间内发生的危险和诱发因素；不存在慢性并发症或虽有慢性并发症但经治疗不会在短期内出现大的变动。

5. **生活自理能力评估** 具有独立生活的能力，或虽无独立生活的能力，但可以得到衣食住行等方面的全方位支持，不影响患者的正常生活。

6. **过渡启动时间** 经综合评估，判定可以稳定过渡，提前1年告知患者准备转入成年期治疗，使患者充分了解未来医院的就医设施和流程。

7. 如未达上述过渡条件，但家属或患儿主动提出要求转成年医院治疗经说服无效者，具体过渡流程由家属自行决定。

（二）转诊资料

1. **转诊启动指标评估** 代谢控制，并发症评估，生活自理能力，转运综合评估。

2. **转诊临床资料**

（1）患者情况：姓名，糖尿病类型，出生年月，糖尿病自身抗体，诊断时间，目前存在问题和发生时间。

（2）治疗方案：胰岛素类型，品牌，MDI用量，CSII治疗，合并用药，药物过敏史。

（3）血糖监测：自我血糖监测，动态血糖监测，酮体监测。

（4）近期体格检查及实验室检查。

（5）糖尿病既往史：住院次数，DKA次数，严重低血糖次数。

（6）胰岛素注射相关问题。

（7）患者和家属的其他问题或想法。

3. **过渡期知识评估** 糖尿病基础知识、糖尿病管理技能、胰岛素泵技能，独立求医能力，紧急情况下或患病时处理能力。儿童糖尿病向成年期过渡启动指标评估表见表2-13，儿童糖尿病向成年期过渡临床资料汇总表见表2-14。

表2-13 儿童糖尿病向成年期过渡启动指标评估表

医院：　　　　　　　　科室：

姓名：	性别：	出生年月：	病案号：
身高：　　cm;体重：　　kg;BMI：　　kg/m²;Tanner分期： 骨龄：　　岁			发育综合评估：
心理测试分析	结果		
代谢控制	治疗方式:□ MDI,□ CSII;HbA1c:　%,达标:是　否; 血脂控制达标:是　否 1年内是否准备改变治疗方式:否　是		代谢综合评估：
并发症评估	近1年内重度低血糖:否　是 近1年内DKA:否　是		并发症评估：

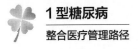

续表

姓名:	性别:	出生年月:	病案号:

	糖尿病肾病:否　是:治疗药物:＿＿＿＿　开始时间:＿＿＿＿
并发症评估	糖尿病眼病:否　是:治疗方法:＿＿＿＿　开始时间:＿＿＿＿
	糖尿病神经病:否　是:治疗方法:＿＿＿＿　开始时间:＿＿＿＿
	甲状腺疾病:否　是:治疗方法:＿＿＿＿　开始时间:＿＿＿＿
	其他疾病:　否　是:治疗方法:＿＿＿＿　开始时间:＿＿＿＿

生活自理能力:独立　未独立　　　　　　　　　　　　　　生活自理评估:

	是否可以进入过渡期:　□ 是　□ 否
转运综合评估	转出的预期时间:＿＿＿＿年＿＿＿月＿＿＿日
	准备转往的医院:＿＿＿＿＿＿＿＿＿＿＿科室＿＿＿＿＿
	预期的就诊医师:＿＿＿＿＿＿＿＿＿＿＿
	预期的就诊时间安排:＿＿＿＿＿＿＿＿＿＿＿

评估医师:＿＿＿＿＿＿　　　　　评估时间:＿＿＿＿年＿＿＿月＿＿＿日

表2-14　儿童糖尿病向成年期过渡临床资料汇总表

患者姓名:	出生日期:

糖尿病类型:1 型　2 型　其他
抗体:未测　阴性　阳性
糖尿病诊断时间:
目前存在的问题及发生时间:

目前治疗方式:
MDI 治疗:胰岛素品牌:短效＿＿＿＿　中效＿＿＿＿　长效＿＿＿＿　预混＿＿＿＿　速效＿＿＿＿
模式 1:短＋中:早 RI＿＿＿＿　NPH＿＿＿＿　中午 RI＿＿＿＿　晚餐前 RI＿＿＿＿　NPH＿＿＿＿　睡前 NPH＿＿＿＿
模式 2:速效＋长效:早速效＿＿＿＿　中午速效＿＿＿＿　晚餐前速效＿＿＿＿　睡前长效＿＿＿＿
模式 3:＿＿＿＿＿＿＿＿＿＿＿＿＿＿＿＿＿＿＿＿＿＿
CSII 治疗:胰岛素品牌:短效＿＿＿＿　速效＿＿＿＿　泵品牌＿＿＿＿
胰岛素总量:＿＿＿＿　基础量＿＿＿＿　餐前量:早＿＿＿＿　中＿＿＿＿　晚＿＿＿＿
合并用药:
药名　　　剂量　　　服药方法　　　开始时间

药物过敏情况:
血糖自我监测情况:
推荐血糖监测频率:□ 0～1 次 / 天　　□ 2～3 次 / 天　　□ 3～4 次 / 天　　□ ＞5～6 次 / 天
实际血糖监测频率:□ 0～1 次 / 天　　□ 2～3 次 / 天　　□ 3～4 次 / 天　　□ ＞5～6 次 / 天
血糖仪型号:＿＿＿＿＿＿＿＿＿＿＿＿＿＿＿＿＿＿＿＿＿＿
CGMS 监测:□ 否　　□ 是
酮体监测:尿酮监测□ 否　　□ 是
　　　　　血酮监测□ 否　　□ 是

续表

患者姓名：				出生日期：		

近期体格检查及实验室检查：

血压	日期	扩瞳检查	日期	足部感觉检查	日期
目前体重	日期	身高	日期	BMI	日期
目前体重	日期	身高	日期	BMI	日期
A1c（2次）	日期	Chol/LDL-c/HDL-c/Trig		尿微量白蛋白 /Cr	Cr/eGFR
甲状腺功能	日期	甲状腺抗体	其他合并症	日期	

其他检查：如 X 线，活检，生化激素检测等

糖尿病既往史：

初诊伴 DKA　　　□ 否　　　□ 是

诊断糖尿病并在初次住院治疗出院后，糖尿病相关的住院情况：

　　　□ 从未再住院　　　□ 1 ~ 2　　　□ 3 ~ 4　　　□ 5+

再住院的原因：

DKA　　　　　　□ 否　　□ 是_____/次

严重低血糖　　　□ 否　　□ 是_____/次

伴发其他疾病导致住院□ 否　　□ 是_____病_____/次_____病_____/次其他：_____

胰岛素注射关联问题：

注射部位反复感染：□ 否　　□ 是　　□ 手臂　　□ 腹部　　□ 腿部　　□ 臀部

注射部位脂肪肥大：□ 否　　□ 是　　□ 手臂　　□ 腹部　　□ 腿部　　□ 臀部

注射部位脂肪萎缩：□ 否　　□ 是　　□ 手臂　　□ 腹部　　□ 腿部　　□ 臀部

注射部位其他问题：□ 无　　□ 有_____

无症状低血糖：□ 无　　□ 有

恐惧注射针：□ 无　　□ 有

恐惧低血糖：□ 无　　□ 有

是否参加过临床研究：□ 无　　□ 有

患者或家属的其他问题或想法：

患者签名：　　　　　　　　　　　　　医生签名：

患者家庭住址：　　　　　　　　　　　医生签名日期：

邮政编码：

电话：

日期：

注：本表改编自美国内分泌协会 2013.12 Clinical Summary for New Health Care Team。

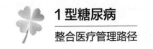

五、 1 型糖尿病儿童青少年管理路径附录：糖尿病教育参考

1. 了解糖尿病分型 糖尿病分为许多类型，其中最常见的是 1 型和 2 型，此外还有少见的一些特殊类型的糖尿病。1 型糖尿病又称为胰岛素依赖性糖尿病，好发于儿童，是由于胰岛 β 细胞破坏，胰岛素的绝对缺乏所致，因此就目前的医疗水平而言，它的治疗只有长期注射胰岛素，并结合糖尿病饮食、运动、血糖监测等。2 型糖尿病又称非胰岛素依赖性糖尿病，好发于成人，尤其是中老年，是由于胰岛素抵抗所导致的糖代谢紊乱，其本身并不缺乏胰岛素，所以它的治疗主要包括饮食控制、运动、口服降糖药物等；当以上方法不能达到血糖控制目标时，也需要注射胰岛素。因此，诊断糖尿病后必须明确其类型，以制定恰当的治疗方案。目前随着医学水平的进步，科学家们正努力研发一些可以减轻患者痛苦的治疗方案，包括使用更细的针头、胰岛素注射笔、胰岛素泵等。

2. 加强自我学习 大年龄儿童和青少年以及家长，学习糖尿病知识，弄懂如何对待自己／孩子的疾病非常必要。糖尿病目前有人称它为终身疾病。"终身"是指疾病确诊之日起，体内自然调节血糖的功能发生障碍，每天都要靠人为的方法帮助调节血糖水平。也就是说，从此每天要想法控制体重，调节饮食和运动量，监测血糖或尿糖值，有些患者需要每天使用药物。要做到这些，必须掌握糖尿病基本知识。若有条件，力求参加一次糖尿病病人教育学习班。另外，选择几本适合自己阅读的糖尿病科普书籍。这方面知识懂得越多，驾驭生命的能力就越强，合并症就会推迟出现。

3. 糖尿病临床表现 严重高血糖时出现典型的"三多一少"症状（多饮、多食、多尿、体重减轻），多见于 1 型糖尿病。2 型糖尿病发病前常有肥胖，若得不到及时诊断，体重会逐渐下降。

4. 监测血糖 糖尿病人的血糖监测频率也需要个体化。它取决于所患的糖尿病类型及血糖控制情况。如果是 1 型糖尿病以及注射胰岛素治疗的 2 型糖尿病每天应该监测 4 次，分别在每天的进餐前半小时以及睡觉时。用胰岛素泵治疗的病人一天应该测 8 次血糖，包括三餐前半小时、三餐后 2 小时、睡前、半夜。如果达到血糖控制目标且血糖平稳的情况下，可以适当减少监测频率。而 2 型糖尿病患者达到血糖控制目标时可以每周测数次空腹血糖并每天测餐后血糖。不论是哪种类型的糖尿病，在生病或有高血糖及低血糖症状时，都需要加大监测频率。不同年龄的儿童，其血糖控制目标也有一定的区别，因此需要定期咨询你的内分泌医生，也获得更好的指导。

5. 测血糖的部位 测血糖的部位不同，结果会有不同。人体的各种营养物质包括血糖在内均通过动脉传送至毛细血管，再由各个组织吸收和利用，而此时的血液再通过静脉返回至心脏。采用血糖试纸测试时，所采用的取样部位为手指的毛细血管，其中包含了一部分血糖已经耗尽的血液。而在医院采用手臂处静脉血样所测得的血糖值就会与采用指尖处血样所测量的血糖值不同。另外，采血部位要交替轮换，不要长期扎同一个地方，以免形成瘢痕。指腹两侧取血最好，因其血管丰富而神经末梢分布较少，不仅痛感少而且出血充分。在取血时不要过分挤压，以免组织液挤出与血液相混，导致血糖测试值偏低。如果使用酒精消毒，要待采血部位干燥后再采血。另外，如果手指温度过低、血流不畅等也会影响测定结果。

6. 血糖波动的原因 糖尿病尤其是1型糖尿病病人在胰岛素治疗的过程中常会出现血糖忽高忽低的情况。这一现象除了与治疗方案不恰当以及胰岛素的副作用有关外，还与儿童的生活、饮食、运动不规律有关。此外，患儿的情绪波动、心理压力等也可以影响血糖。血糖过高或过低都会对患儿的身体造成不良影响。因此，在糖尿病的治疗中有一个非常重要的环节就是血糖监测。只有正确了解血糖波动的情况，才能更好地寻找原因并及时调整治疗方案。

7. 青春期糖尿病的注意事项 青春期儿童生长快，各种营养素需要量大，同时体内激素分泌突增，容易产生胰岛素抵抗，血糖波动加大，同时这一年龄患儿容易患慢性并发症，因此需要规则测定血糖，如无法自行调整好血糖，需要到医院调整胰岛素用法和用量。同时青春期儿童心理上存在独立和心理反抗倾向，需要多加疏导，避免产生心理误区，建议尽早到医院进行心理测评，了解有无心理偏差，及早纠正。如经济条件许可，这一时期是装泵较合适的时间段。

8. 苏木杰现象 "苏木杰（Somogyi）现象"是一种低血糖后机体负反馈所导致的高血糖。它是糖尿病，尤其是1型糖尿病病人常见的一种血糖失衡。常表现为夜间低血糖，早餐前高血糖。它主要是由于口服降糖药或胰岛素使用过量而导致夜间低血糖反应后，机体为了自身保护，通过负反馈调节机制，使具有升高血糖作用的激素（如胰高糖素、生长激素、皮质醇等）分泌增加，血糖出现反跳性升高。由于它的表现具有一定的隐蔽性，常常被人们忽视，甚至误以为胰岛素剂量不足，而盲目地加大胰岛素用量，导致血糖的进一步失平衡，具有较大的危害性。因此应该做到早期发现，合理治疗，才能防止这种情况的发生。

"苏木杰现象"的处理措施：①减少晚餐前胰岛素的用量；②睡前尿糖阴性或血糖接近正常水平者，可适当进食少量糖类。

9. 黎明现象 "黎明现象"是指糖尿病患者夜间无低血糖发生，但由于人体内有许多升血糖的激素（如糖皮质激素、甲状腺激素、胰高血糖素等），而这些激素的分泌高峰一般出现在上午5~8时，因此容易导致空腹血糖升高。

"黎明现象"的处理措施：①晚餐前或睡前加用中效胰岛素。其中，在睡前加用中效胰岛素效果最好，因为它作用高峰时间恰好可位于黎明前后，也就能充分补充黎明时机体对胰岛素的需要量；②可将早餐前使用的胰岛素提前在早晨6时注射，以缩短高血糖持续时间；③应用胰岛素泵治疗，增加清晨时分的基础率。

10. 糖尿病治疗"五驾马车" 饮食治疗，运动疗法，监测血糖，药物治疗（胰岛素、口服降糖药），糖尿病教育。

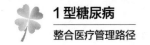

11. 糖尿病饮食的要点

（1）饮食要均衡，营养要合理，维持理想体重；

（2）减少单糖类或高糖的食物；

（3）适量选用粮谷类和含淀粉高的薯类；

（4）多选用碳水化合物含量低的蔬菜和膳食纤维高的食物；

（5）减少油脂，避免含脂肪高的食物和油炸食物；

（6）烹调食物要清淡，少用盐和过多的调味品；

（7）饮食要定时。

12. 运动疗法　运动时间应该安排在饭后半个小时或 1 小时后进行，因为此时血糖为最高峰期，可避免低血糖。血糖过高不宜剧烈运动，否则会使血糖反弹的更高。此时应多喝水，慢慢散步。运动量不宜过大，如孩子想蹦床，建议不能持续超过 10 分钟。如 10 分钟不能满足孩子欲望，应及时加餐水果等。运动前及运动后 10 ~ 15 分钟监测血糖值。

13. 胰岛素的种类和治疗方案　目前常用的胰岛素种类包括：常规胰岛素、中效胰岛素、速效胰岛素和长效胰岛素类似物。它们的主要区别在于起效、达峰、维持时间不同。常规胰岛素的开始作用时间为 0.5 小时，作用高峰时间为 2 ~ 4 小时，维持时间为 6 ~ 8 小时。中效和速效胰岛素的开始作用时间分别为 1 ~ 2 小时和 10 ~ 15 分钟，作用高峰时间分别为 6 ~ 12 小时和 1 ~ 3 小时，维持时间分别为 18 ~ 24 小时和 1 ~ 3 小时。长效胰岛素类似物则在 3 ~ 8 小时开始作用，作用最强时间为 14 ~ 24 小时，维持 26 ~ 36 小时。在成人糖尿病患者中还有预混胰岛素，也就是将常规速效和中效胰岛素按一定比例预先混合。以上的区别决定了不同的胰岛素类型有不同的治疗方案。在儿童或青少年糖尿病患者中，最常使用的是胰岛素笔 / 针皮下注射常规及中效胰岛素的治疗方案。也可使用长效 + 速效胰岛素治疗。而在胰岛素泵中，首先推荐的是速效胰岛素，也可使用常规胰岛素。根据患儿的病情，由专业的内分泌科医生协助选择。

14. 胰岛素注射注意事项

（1）胰岛素的注射时间，每天应该尽量固定，不要随意延迟或提前。

（2）注射位置包括双臂三角肌下缘、腹壁两侧、大腿前侧和外侧等部位。绝大多数胰岛素的吸收速度会因注射部位的不同而有差异，不过这条定律对于一些新型胰岛素类似物（如来得时）并不适用。总的来说，腹部对胰岛素的吸收最快，其次是上臂，然后是大腿和臀部。由于身体不同部位对胰岛素的吸收速度不同，当改变注射部位时就有可能引起血糖波动。

（3）注射部位的交替应该按计划轮换，重复注射同一部位，容易使皮肤出现局部反应，如：硬结、脂肪萎缩，同时还影响胰岛素吸收，造成白天血糖增高，夜间低血糖现象。最好能在纸上记录一下注射位置，以便查阅。此外，还要注意胰岛素应该注射到皮下的脂肪组织当中，如果注射到肌肉中，由于肌肉中血管丰富，胰岛素吸收速度会过快，从而导致血糖波动。

（4）注射剂量：不能随意调整，应在医生的指导下，逐步调量。每次调整的剂量应为半个单位，调整后观察 2～3 天，如不合适继续调整。

15. 糖尿病酮症酸中毒　如果孩子的血糖水平太高，他可能会出现糖尿病酮症酸中毒（严重性依次为：酮症 - 酸中毒 - 昏迷）。这和低血糖一样，是要求立即给予关注的会危及生命的状态。症状有：极度口渴、口腔干燥、困倦、皮肤无弹性进而会出现胃部不适、恶心呕吐、发热、呼吸困难及呼出的气体中有类似烂苹果的气味。轻度的酮症可能会被身体平衡，但中度及重度酮症一般人无法处理，应立即送急诊治疗。

16. 糖尿病酮症酸中毒诱因　诱发糖尿病酮症酸中毒（DKA）的主要原因为感染、饮食或治疗不当及各种应激因素。未经治疗、病情进展急剧的 1 型糖尿病病人，尤其是儿童或青少年，DKA 可作为首发症就诊。

（1）急性感染：是 DKA 的重要诱因，常见呼吸系统、泌尿系统及皮肤感染，且以冬春季发病率较高。急性感染又可是 DKA 的合并症，与 DKA 互为因果，形成恶性循环，更增加诊治的复杂性。

（2）治疗不当：如中断药物（尤其是胰岛素）治疗、药量不足及抗药性产生等。尤其是 1 型糖尿病病人停用或减少胰岛素治疗剂量，常可引起 DKA。

（3）饮食失控和 / 或胃肠道疾病：如饮食过量、过甜（含糖过多），或呕吐、腹泻等，均可加重代谢紊乱而诱发 DKA。

（4）其他应激：诸如严重外伤、麻醉、手术、妊娠、分娩、精神刺激以及心肌梗死或脑血管意外等情况。由于应激造成的升糖激素水平的升高，交感神经系统兴奋性的增加，加之饮食失调，均易诱发酮症酸中毒。

17. 糖尿病酮症酸中毒的临床表现　酮症酸中毒按其程度可分为轻度、中度及重度 3 种情况。

可有以下临床表现：

（1）糖尿病症状加重和胃肠道症状：DKA 代偿期，病人表现为原有糖尿病症状如多尿、口渴等症状加重，明显乏力，体重减轻；随 DKA 病情进展，逐渐出现食欲减退、恶心、呕吐，乃至不能进食进水。少数病人尤其是 1 型糖尿病患儿可有广泛性急性腹痛，伴腹肌紧张及肠鸣音减弱而易误诊为急腹症。

（2）酸中毒大呼吸和酮臭味：表现为呼吸频率增快，呼吸深大，由酸中毒所致，当血 pH < 7.0 时则可发生呼吸中枢受抑制而出现呼吸麻痹。重度 DKA，部分患者呼吸中可有类似烂苹果味的酮臭味。

（3）脱水和 / 或休克：中、重度 DKA 病人常有脱水症状和体征。当脱水量达体重的 5% 时，患者可有脱水征，如皮肤干燥，缺少弹性，眼球及两颊下陷，眼压低，舌干而红。如脱水量超过体重的 15% 时，则可有循环衰竭，表现为心率加快、脉搏细弱、血压及体温下降等，严重者可危及生命。

（4）意识障碍：意识障碍的临床表现个体差异较大。早期表现为精神不振，头晕头痛，继而烦躁不安或嗜睡，逐渐进入昏睡，各种反射由迟钝进而消失，终至进入昏迷。

（5）诱发疾病的表现：各种诱发病均有其自身的特殊表现，应予注意识别，避免与DKA相互混淆或相互掩盖而延误诊治。

18. **低血糖** 糖尿病患者血糖低于3.9mmol/L即可诊断低血糖。其主要症状为：神经过敏、发抖、饥饿、出冷汗、情绪急剧变化、寒战或皮肤寒冷且潮湿、心跳加快、焦虑、头晕头疼等。当低血糖的状态持续下去时，就会出现嗜睡、不合作或出现呆滞，还可能出现恶心、视力模糊、嘴唇或舌头有刺痛感或麻木、做噩梦、睡觉中哭喊或任何怪异的行为。最严重的低血糖可导致意识模糊、妄想、休克。如不及时救治，可导致死亡。

糖尿病患者一旦出现了低血糖的某些症状，应立即测血糖。如果当时不能及时测血糖，一旦有低血糖的症状出现，一律按照低血糖来处理。可以给一份速效糖类食物，最好是葡萄糖（15～20g左右，可溶于水中），可乐或雪碧（150ml左右）、糖果（2～3粒）也可以，等10～15分钟再测一次血糖，如仍然偏低，应再给他一份速效糖类食物（参照上面）。如果患者意识不清，则不要喂食任何东西，应马上寻求急症救护，采取静脉推注葡萄糖或注射胰高血糖素的方式提升血糖。

19. **糖尿病随访时限** 一般情况下，初诊糖尿病儿童出院后如血糖稳定，可于1个月后携带平时血糖监测记录到专科门诊复诊一次，了解胰岛素注射方法、部位、剂量是否存在问题；随后每3个月复诊一次，测定血糖化血红蛋白水平了解血糖控制情况。每年至少监测甲状腺功能1次，有超过10%的糖尿病儿童会得甲状腺疾病，每半年至少检查空腹血脂1次。如血糖不平稳，需要随时复诊。

20. **慢性并发症随访时限** 糖尿病肾病的正确检查：青春期前起病者，在发病病程5年以上必须做检查；青春期前起病者，在青春发育开始时作首次尿微量白蛋白检查，随后每年检查1次；青春期后起病的患者应在发病2年后首次检查尿微量白蛋白，随后每年检查1次。

糖尿病眼病的正确检查方法：青春期前起病者，发病病程5年以上必须做检查；青春期前起病者，在青春发育开始时作首次眼底检查，随后每年检查1次；青春期后起病的患者应在发病2年后首次检查眼底，随后每年检查1次。

第三章

1 型糖尿病
成人诊疗管理路径（分支路径）

1 型糖尿病成人诊疗管理路径见图 3-1，管理团队为内分泌糖尿病专业医师、相关专科医师、患教护士、营养师、心理咨询师、患者和儿女。

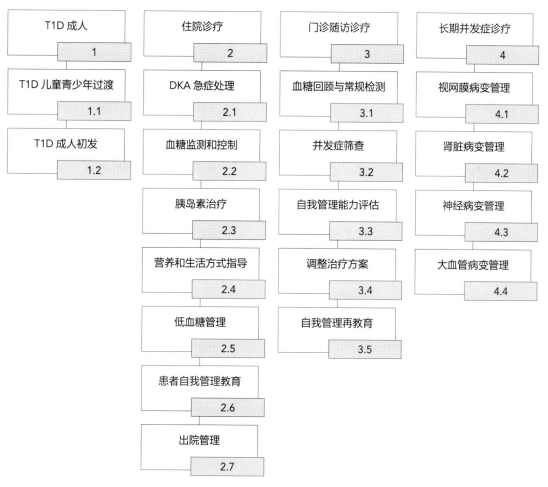

图 3-1　1 型糖尿病成人诊疗管理路径

参考指南：ADA 2014，ISPAD 2011，中国 1 型糖尿病指南，中国儿童糖尿病酮症酸中毒指南等。

一、1型糖尿病成人患者

（一）1型糖尿病儿童青少年过渡

请参考"1型糖尿病儿童青少年诊疗管理路径（分支路径）"，并收集转诊患者的相关信息，必要时与儿童青少年期的主管医院与医生进行交流，引导患者成功转诊至成人。

（二）1型糖尿病成人初发

除了儿童青少年过渡的1型糖尿病患者，1型糖尿病成人还包含成人期初发1型糖尿病的患者。

二、1型糖尿病成人住院诊疗

（一）入院标准

1. 所有新发疑似1型糖尿病。

2. 已知1型糖尿病血糖失控（A1c > 7.5%或血糖 > 17mmol/L）或合并酮症（酸中毒）。

所有入院的新发疑似T1D或血糖失控的已知T1D患者均应根据酮体及酸中毒的严重程度进行分级管理，即无酮症患者按非DKA路径管理，有酮症无酸中毒者按轻度DKA处理，有酮症酸中毒者进入DKA管理路径。1型糖尿病成人住院诊疗过程如图3-2，1型糖尿病成人住院临床管理内容和日程如图3-3。

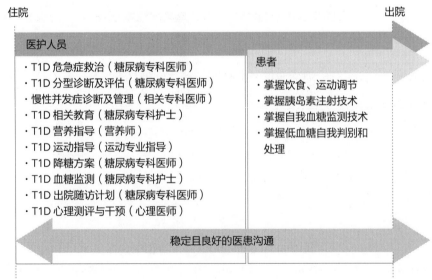

图3-2　1型糖尿病成人住院诊疗过程

	住院日	第3日	第7～10日	第15～20日	出院日
危急症救治	○				
血糖监测方案	○	◉	◉	●	
降糖方案	○	◉	◉	●	
分型诊断		○	◉	●	
胰岛功能评估		○	◉	●	
心理干预	○	●			
营养指导	○	◉		●	
运动指导	○	◉		●	
疾病教育		●			
生活方式教育		●			
胰岛素注射教育		●			
低血糖教育		●			
血糖监测教育		●			

○ 初步方案　◉ 调整方案　● 确定方案

图 3-3　1型糖尿病成人住院临床管理内容和日程

（二）糖尿病酮症酸中毒急性并发症处理

1. 糖尿病酮症酸中毒管理原则

（1）即时性：第一时间、第一地点、立即处理；

（2）统一性：严格按 DKA 流程进行处理（图 3-4）；

（3）个体化：根据 DKA 病情严重程度分级管理。

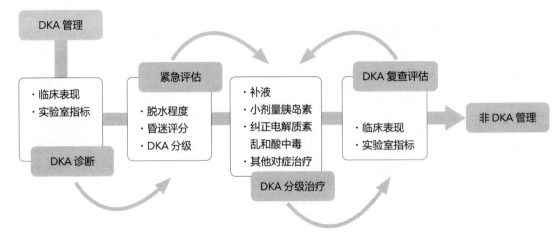

图 3-4　1 型糖尿病成人 DKA 住院临床管理路径

2. 糖尿病酮症酸中毒诊断

（1）临床表现

1）糖尿病的特征表现：烦渴、多饮、多尿、体重下降；

2）酮症酸中毒的症状：呼吸深快，呼气有烂苹果味及口唇樱红；

3）脱水症状：详见脱水程度评估；

4）其他临床表现

①消化道症状：恶心、呕吐、腹痛或上消化道出血等。少数患者腹痛剧烈，酷似急腹症，以儿童及老年患者多见。

②系统性感染：呼吸道感染、警惕潜在感染。

③脑水肿：头痛、血压升高和心率减慢，氧饱和度下降，以及跳动、激惹、嗜睡、大小便失禁或特异的神经征象，如颅神经麻痹和瞳孔反应异常。

④急性心血管事件和器官衰竭：老年人和病情严重或治疗不及时者，可诱发心肌梗死、脑卒中和心衰。

（2）实验室依据

1）高血糖：一般在 16.7 ~ 33.3mmol/L，或更高。

2）酮体阳性：尿酮阳性或血酮升高。当血酮 > 3.0mmol/L 时，高度提示存在酸中毒可能。

3）电解质紊乱。

4）血气分析：碱剩余负值增大，pH 值及 CO_2 结合率均可明显降低。根据酸中毒的程度，DKA 可分为轻度、中度和重度。

3. 紧急评估

（1）脱水评估

1）评估脱水程度。

2）监测出入量：严格记录治疗过程中出入量，包括静脉输入液体及口服的液体，随时记录尿量，评估脱水程度的改变。

（2）意识评分（Glasgow 评分）：根据 Glasgow 评分表进行昏迷程度分级。

（3）ICU 指征评估：根据病情的严重程度和具体条件对患者进行鉴别处理。一旦患者出现心脏呼吸骤停，应立即进行心肺复苏。

入住 ICU 指征包括：

1）合并休克、急性肾衰竭或脑水肿等严重并发症的患者；

2）合并冠心病、心功能不全患者；

3）合并败血症、吸入性肺炎、肺水肿、呼吸窘迫综合征的患者；

4）高钾、低钾引起心律失常的患者；

5）有其他严重并发症的患者，如弥漫性血管内凝血、急性胰腺炎等。

4. DKA 分级治疗 DKA 一经确诊，应立即进行治疗，治疗流程如图 3-5。治疗措施应根据病情严重程度不同而定。对于仅有酮症，无明显脱水及酸中毒，神志清楚，能进食的患者，可只皮下给予普通胰岛素治疗。对有脱水，酸中毒等危重患者应按下列措施紧急处理：

（1）补液量计算及实施方案

1）补液总量：根据脱水程度计算补液总量，包括累积丢失量和维持量。

2）累积丢失量（ml）＝估计脱水百分数（%）× 体重（kg）×1000（ml）。

3）日维持量（ml）根据体重估算：＜ 10kg，80ml/kg；10～20kg，70ml/kg；20～30kg，60ml/kg；30～50kg，50ml/kg；＞ 50kg，35ml/kg。

4）补液种类：遵循"先盐后糖、先晶体后胶体、见尿补钾"原则。

5）补液速度：应根据患者心功能及脱水情况，包括血压、心率、每小时尿量、末梢情况而定，必要时监测中心静脉压调节输液速度和量。

①在 2 小时内输入 1000～2000ml，尽快补充血容量，改善周围循环和肾功能；

②第 2～6 小时输入约 1000～2000ml，第一天的总量约为 4000～6000ml；

③严重脱水者日输液量可达到 6000～8000ml。

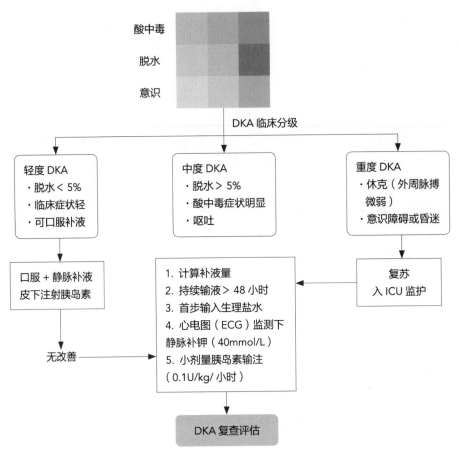

图 3-5　1型糖尿病成人 DKA 分级治疗流程

（2）胰岛素治疗方案

1）小剂量胰岛素持续静脉滴注

①开始以每小时 0.1U/kg 胰岛素加入生理盐水中持续静脉滴注，血糖下降速度一般为每小时 2 ~ 5mmol/L。每小时用快速法监测血糖 1 次，如在第 1 小时内血糖下降不明显，且脱水已基本纠正，胰岛素剂量可加倍；静滴 2 小时复查血糖，如血糖下降的幅度小于滴注前的 30%，则胰岛素滴入速度加倍，达到目标后再减速。

②血糖下降至 ≤ 13.9mmol/L（250mg/dl）时改输 5% 葡萄糖水或糖盐水。胰岛素的用量则按葡萄糖与胰岛素之比 2 ~ 6∶1（即 2 ~ 6g 葡萄糖加入 1U 胰岛素，如在 5% 葡萄糖500ml 中加入普通胰岛素 4 ~ 12.0U），使血糖水平维持在 8 ~ 12mmol/L 左右，持续至酮体阴性。

③当病人饮食恢复，神志清醒，脱水、酸中毒及电解质紊乱纠正后，可改为皮下注射胰岛素治疗。在停止滴注胰岛素前半小时应皮下注射常规胰岛素，或在餐前胰岛素注射后1 ~ 2 小时再停止静脉给药。

2）胰岛素泵治疗（CSII）：可在夜间或反复发作性 DKA 时使用。

3）皮下或肌内注射胰岛素：轻度 DKA 患者也可采用皮下或肌内注射胰岛素，如无改善仍采用小剂量胰岛素持续静滴。剂量视血糖和酮体测定结果而定。

（3）纠正电解质紊乱

1）补钾

①一般在开始胰岛素及补液治疗后，只要患者的尿量正常，血钾低于 5.5mmol/L 即可静脉补钾。对低血钾的患者应该在血钾恢复至 > 3.5mmol/L 以后，再进行胰岛素治疗。

②若治疗前血钾增高或每小时尿量少于 30ml，宜暂缓补钾，待尿量增加，血钾不高时再开始补钾。

③补钾量：静脉输液时每日补钾总量为 4 ~ 6g，在停止输液后口服补钾 3 ~ 6g/d，并维持 1 周以上。

2）补钠：DKA 时血钠水平可以低于正常。若高血糖患者血钠水平升高则提示严重水丢失。但注意血清乳糜微粒会干扰血糖和血钠的测定结果，可能出现假性正常血糖和假性低钠血症。校正后的血 $[Na^+]=[Na^+]+1.6\times[$ 血糖（mg/dl）$-100]/100$，根据纠正的血钠值决定补液种类。

（4）纠正酸中毒

1）轻症 DKA 不必补碱；若动脉血气 pH < 6.9，休克持续不好转，心脏收缩力下降时可考虑。

2）补碱宜少、宜慢：通常用 5% $NaHCO_3$ 1 ~ 2ml/kg 在 1 小时以上时间内缓慢输入，必要时可以重复。

3）监测血气：根据 pH 及 HCO_3^- 决定用量，当 pH 恢复到 7.0 以上时，停止补碱。

（5）其他对症支持治疗

1）脑水肿：是 DKA 最严重的并发症，可能与脑缺氧、补碱过早过多过快、血糖下降过快、补液过多和就诊时血尿素氮高等因素有关。

①一旦考虑脑水肿应限制输液量，输液速度降低 1/3。

②予甘露醇 0.25 ~ 1.0g/kg，20 分钟输入，如治疗无反应可于 30 分钟到 2 小时后重复。

③甘露醇无效伴血钠低者可予 3% NaCl 5 ~ 10ml/kg，30 分钟输入。

④抬高床头，必要时呼吸支持等。颅脑影像学检查。

2）感染：是 DKA 最常见的诱因，应积极抗感染。

3）肺水肿：补液过速过多，尤其是老人，心功能不全者易并发肺水肿，应注意防止。这些病人最好能在中心静脉压的监测下调整输液速度和输液量。

4）心力衰竭、心律失常：年老或合并冠心病尤其是急性心肌梗死、输液过多等导致心力衰竭和肺水肿，应注意预防，一旦出现，及早治疗。血钾过低、过高均可引起严重心律失常，应在心电监护下，及早发现，及时治疗。

5）肾衰竭：由于脱水易并发急性肾功能衰竭，经补液脱水纠正后无尿，血尿素氮、肌酐继续升高，应注意急性肾衰竭发生，必要时需透析治疗。

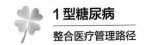
5. DKA 复查评估 DKA 处理过程中应监测生命体征、意识状态、出入量、血糖、尿和血酮体，电解质、渗透压以及血气分析，根据复查结果调整治疗方案。DKA 复查评估流程见图 3-6。患者酮体转阴、改皮下胰岛素治疗后，即转入非 DKA 流程处理。

（1）监测频率：每小时检查尿糖、酮体和快速血糖 1 次，每 2～4 小时测静脉血糖和血酮 1 次。同时第 2～4 小时重复一次血电解质、血气分析，直至酸中毒纠正。

（2）DKA 控制目标

1）症状消失，失水纠正，神志、血压正常；

2）血酮正常，尿酮阴性；

3）血糖控制良好；

4）血电解质正常；

5）碳酸氢盐、血 pH 正常；

6）合并的并发症好转。

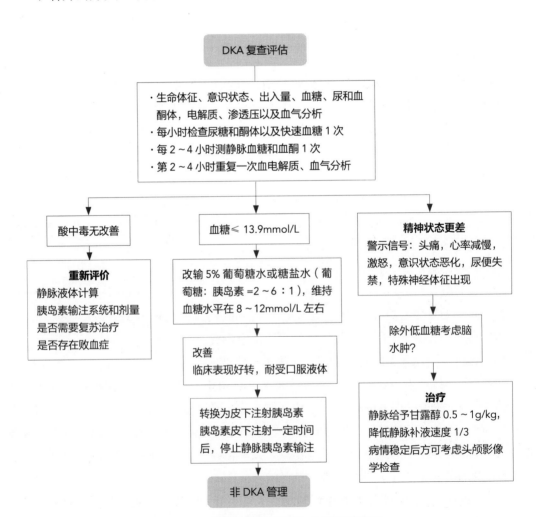

图 3-6 1 型糖尿病成人 DKA 复查评估流程

（三）血糖监测和控制

1. 利用快速血糖仪进行床边血糖检测（point of care testing，POCT）是住院期间血糖监测的基本形式（图 3-7）。T1D 住院期间根据不同的治疗方案采取不同的血糖监测模式。

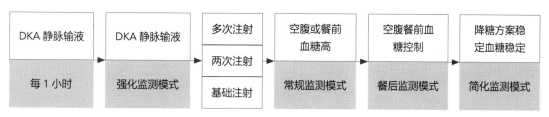

图 3-7　1型糖尿病成人住院血糖监测管理（POCT）

2. **HbA1c**　是反映长期血糖控制水平的金标准，应每 3 个月监测一次。

3. **CGMS**　通过监测皮下组织间液葡萄糖浓度反映血糖水平，提供连续、全天的血糖信息，有助于了解连续数天血糖波动的趋势。连续 3～5 天的动态血糖监测是在血糖波动较大患者中发现无症状低血糖和血糖波动特征的重要手段。

4. **T1D 成人血糖控制目标**　T1D 指南推荐在避免低血糖和个体化的基础上，HbA1c 的控制目标是儿童和青春期＜ 7.5%，成人＜ 7.0%。值得注意的是，HbA1c 测定应采用标准化的检测方法。1 型糖尿病成人血糖控制目标见表 3-1。

表 3-1　1型糖尿病成人血糖控制目标

治疗方案	理想
	维持
HbA1c/%	＜ 7.0
血糖 /(mmol·L^{-1})	
空腹或餐前	3.9～7.2
餐后	5～10.0
睡前	6.7～10
凌晨	

（四）胰岛素治疗

1. 用药原则

（1）T1D 患者由于胰岛功能基本丧失，必须终身采用胰岛素治疗维持生命和控制高血糖。

（2）胰岛素剂量设定及调整应高度个体化，尽量避免胰岛素治疗过程中发生的低血糖。

（3）T1D不能单独采用口服降糖药物治疗。在部分胰岛素用量较大和肥胖的T1D患者中，联合二甲双胍或糖苷酶抑制剂可能有助于减少胰岛素用量。

（4）部分胰岛功能尚好的自身免疫性糖尿病（latent autoimmune diabetes in adults, LADA）患者或是处于糖尿病"蜜月期"的T1D，可能仅需口服降糖药甚至生活方式干预治疗，但必须监测血糖和胰岛功能，一旦出现胰岛功能衰退迹象，应立即使用胰岛素治疗。

2. 胰岛素治疗方案

（1）强化胰岛素治疗方案

1）基础加餐时胰岛素治疗：根据正常人的胰岛素分泌模式，一般三餐前用短效胰岛素或胰岛素类似物，睡前用中效（有些患者需要早餐前也注射一次）或长效胰岛素或其类似物。

2）持续皮下胰岛素输注（CSII）：采用人工智能控制的胰岛素输入装置，通过持续皮下输注胰岛素的方式，模拟胰岛素的生理性分泌模式从而控制高血糖的一种胰岛素治疗方法，即胰岛素泵治疗。

适应证：适合MDI控制不佳且有很好的糖尿病自我管理能力和有很强的良好控制糖尿病意愿的T1D患者，尤其是血糖波动大，反复发生酮症酸中毒，频繁的严重低血糖和/或低血糖昏迷及"黎明现象"明显的个体。

（2）非强化胰岛素治疗方案：不耐受MDI治疗的患者，但不推荐用于住院的T1D患者。

（3）胰岛素剂量：一般来说，缓解阶段T1D患者每日胰岛素总量通常每日< 0.5IU/kg。

1）MDI方案：中效或长效胰岛素可能占日总剂量的30%～50%，其余的50%～70%的常规或超短效胰岛素分配在3～4次餐前给药。初始时可以按照三餐1/3，1/3，1/3或者1/5，2/5，2/5分配。餐前大剂量的准确计算要根据饮食种类、数量、特别是碳水化合物含量，以及进食后体力活动量的大小来确定。

2）CSII胰岛素泵疗法，可根据平时血糖水平以及体重情况确定初始推荐剂量，一般为每日0.4～0.5IU/kg，如已接受胰岛素治疗，可根据患者血糖控制情况进行调整。按照全天胰岛素总量的40%～60%设定基础量，根据血糖控制的需要可设置为一个或多个时间段，在运动或某些特殊情况时，可相应地设定临时基础输注率。剩余胰岛素可按照1/3，1/3，1/3或者1/5，2/5，2/5分配至三餐前注射。临时进餐前可根据食物中碳水化合物含量和碳水化合物系数（即该患者每1单位胰岛素所能平衡的碳水化合物克数）计算临时胰岛素注射量，血糖高于目标血糖值时可以通过校正胰岛素注射量来加强血糖的控制。

基于T1D分型诊断的降糖方案制定流程见图3-8，图中LADY为青少年隐匿性自身免疫性糖尿病（latent autoimmune diabetes in youth）。

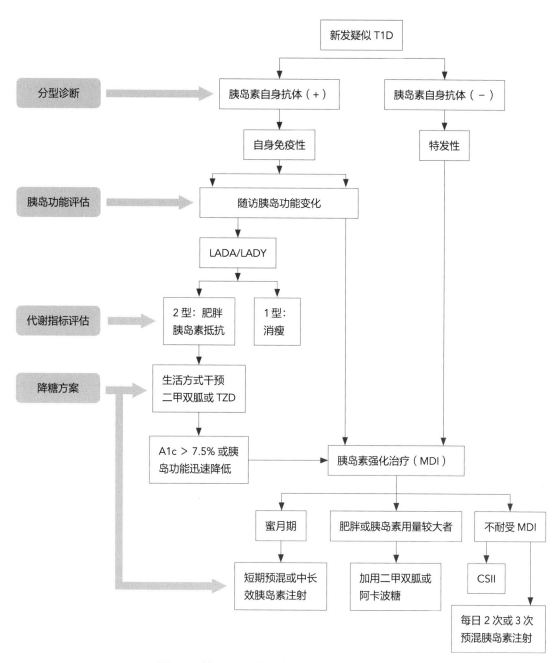

图 3-8　基于 T1D 分型诊断的降糖方案制定流程

注：TZD 为噻唑烷二酮类药物。

（五）营养和生活方式指导

1. **目标**　保证患者正常生活的前提下，纠正已发生的代谢紊乱，延缓并发症的发展，提高生活质量。

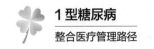

2. 个体化营养治疗

（1）确定每日总热量需要量：成年 T1D 患者基本能量的摄入水平按每千克理想体重 25 ~ 30kcal/d 计算，再根据患者的体型、体力活动量及应激状况等调整为个体化的能量推荐值，其中体力活动量和应激状况为影响实际能量消耗的两个主要因素。

（2）确定每日蛋白质需要量：肾功能正常的成年 T1D 患者，推荐膳食蛋白质摄入量与健康成年人基本相同，一般可占总能量比例的 10% ~ 15% 或以每千克标准体重 1g 为宜，但所占总能量比例最高不超过 20%；早、中、晚期妊娠妇女每天应比同龄非妊娠妇女分别增加 5 ~ 10g、15 ~ 20g 及 20 ~ 25g。已发生糖尿病肾病的患者，其膳食蛋白质应以优质蛋白质为主，每日的摄入量应不低于每千克理想体重的 0.8g。

（3）确定每日脂肪需要量：中国居民膳食指南推荐脂肪应占全日总能量比例的 20% ~ 30%；推荐人均居民烹调油的用量应小于 25g/d。推荐的膳食脂肪组成包括：饱和脂肪酸及反式脂肪酸占每日总能量比例应小于 10%，单不饱和脂肪酸的比例应在 10% ~ 20%，多不饱和脂肪酸的比例应小于 10%。

（4）确定每日碳水化合物需要量：2016 版的中国居民膳食指南建议由碳水化合物所提供的能量比例应占 55% ~ 65%，糖尿病患者的比例可略低。成年 T1D 患者每天碳水化合物总量不应低于 130g。

（5）通过合理的食物搭配可以满足病人的营养代谢需要。只有当饮食摄入无法达到膳食推荐摄入量时，可以适当补充无机盐等微量元素及维生素。

3. 运动指导

（1）目标：通过有规律的运动使患者更好地控制血糖、促进生长发育、增强适应性、幸福感及社会认同感等。

（2）个体化运动方案

1）根据体检结果制订运动计划：制定运动计划之前，均应进行全面的体检以筛查潜在的并发症，避免疾病或损伤，去除危险因素以确保运动安全。

2）运动方式与强度：糖尿病患者可选择轻 - 中等或稍高强度的有氧运动方式以最大运动强度的 60% ~ 70% 为宜，通常用心率或自身感觉来衡量运动强度。糖尿病患者运动强度应保持心率（次 / 分钟）=（220 − 年龄）× 60% ~ 70% 或运动时感觉全身发热、出汗，但非大汗淋漓。

3）运动的时间与频率：开始运动的时间一般在餐后 1.5 小时，每天至少一次；每次运动的时间约 30 ~ 60 分钟，包括运动时 5 ~ 10 分钟的热身运动及结束前 10 分钟的整理运动，达到中等运动量的时间持续约 30 分钟；对尚无运动习惯的患者，缓慢逐步达到每天至少 30 分钟中度运动强度，若不能一次运动 30 分钟，可分次进行，每次 10 ~ 15 分钟。

（六）低血糖管理

出现低血糖的症状和严重程度 1 型糖尿病患者的低血糖症是指患者在药物治疗过程

中发生的血糖过低现象（血糖≤3.9mmol/L），可导致患者不适甚至生命危险。儿童低血糖诊断标准比成人值低1.11mmol/L。

低血糖可划分为轻度、中度和重度3类。根据不同的严重程度，应采取不同的处理方式（图3-9）。轻度有意识，能自救；中度需要他人帮助，使用口服方式予以纠正；重度神志不清或伴随抽搐，需注射药物治疗（胰高血糖素或静脉注射葡萄糖）。

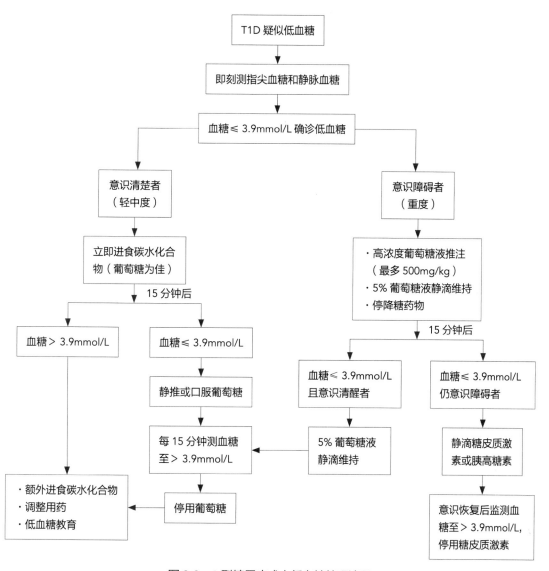

图3-9　1型糖尿病成人低血糖处理流程

（七）患者自我管理教育

1型糖尿病成人患者自我管理教育内容见图3-10。

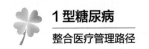

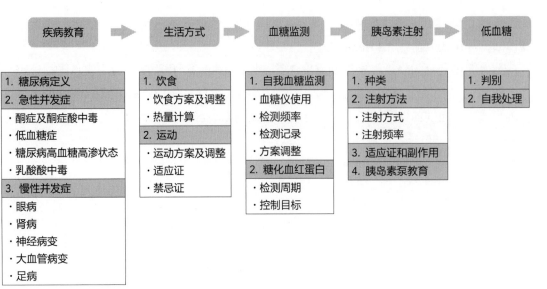

图 3-10　1 型糖尿病成人糖尿病自我管理教育内容

（八）出院管理

1. 治疗方案确定，血糖控制达标或血糖趋于稳定。

2. 患者得到基本技能培训并学会自我血糖监测、饮食运动调节、胰岛素注射、低血糖处理。

完成相关并发症的检查，且没有需要住院处理的并发症和 / 或合并症。

每个 1 型糖尿病患者出院时应持有一份个体化的门诊随访计划单（表 3-2），其内容应涵盖住院期间临床路径所有的主题项目，包括营养运动计划、代谢指标控制计划、血糖监测计划、并发症筛查和复诊计划，未成年患者需有家属监督计划。

每个 1 型糖尿病患者出院时应持有 6 份住院医疗记录单，包括饮食治疗单、运动治疗单、指尖血糖监测单和胰岛素（泵）治疗单、CGMS 监测结果单、糖尿病教育执行情况单、糖尿病并发症情况及治疗单。

1 型糖尿病成人门诊随访诊疗

随访计划设定：针对初发 1 型糖尿病患者应持有一份个体化的门诊随访计划单（表3-2），其内容应涵盖住院期间临床路径所有的主题项目，包括营养运动计划、代谢指标控制计划、血糖监测计划、并发症筛查和复诊计划。若病情平稳，可每季度随访；若出现病情变化，门诊医生可根据患者病情灵活安排随访时间。针对病程长、有并发症等患者要根据具体情况安排随访。1 型糖尿病成人门诊随访管理流程见图 3-11。

表 3-2　初发成人 T1D 随访计划表

监测项目	初访	随访	每季度随访	年随访
饮食运动习惯	√	√	√	√
治疗方案及疗效	√	√	√	√
血糖监测	√	√	√	√
体重 / 身高	√	√	√	√
体重指数	√		√	√
血压	√	√	√	√
空腹 / 餐后血糖	√	√	√	√
HbA1c	√		√	√
血脂四项	√		√	√
尿常规	√	√		√
TSH	√			√
尿白蛋白 / 肌酐	√			√
肌酐 /BUN	√			√
肝功能	√		√	√
心电图	√			√
视力、眼底	√			√
足背动脉搏动	√	√	√	√
神经病变筛查	√			√

注：HbA1c 为糖化血红蛋白；TSH 为促甲状腺激素；BUN 为尿素氮。

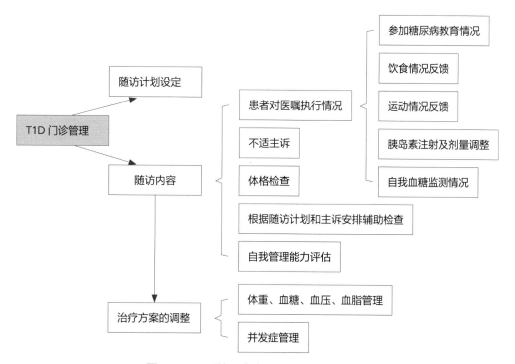

图 3-11　1 型糖尿病成人门诊随访管理流程

（一）血糖回顾与常规检查

1. 饮食情况反馈，进食是否规律，患者每日摄食的总热量、饮食结构情况（表3-3）。

表3-3　每日饮食情况记录表

一般信息								
年龄/岁		性别/男、女		身高/cm		体重/kg		活动强度	
饮食治疗信息								
总热量/kcal		碳水化合物/g							
		蛋白质/g							
		脂肪/g							
总食物交换份/份		早餐/份							
		午餐/份							
		晚餐/份							

2. 运动情况反馈，患者每日的运动时间、运动量，是否能根据运动量调整饮食及胰岛素用量（表3-4）。

表3-4　T1D运动情况记录表

日期	起止时间	运动方式		运动强度					
		有氧	无氧	非常轻	轻度	中度	高强度	非常强	极限

3. 胰岛素注射方法是否掌握，胰岛素剂量是否会根据血糖、饮食、运动等变化调整。表3-5为饮食、运动、胰岛素、血糖动态平衡记录单。

表 3-5　饮食、运动、胰岛素、血糖动态平衡记录单

日期	饮食(碳水含量)	运动量	胰岛素剂量	血糖

4. 自我血糖监测方案及监测情况反馈

（1）胰岛素强化治疗患者的 SMBG 方案：胰岛素强化治疗（多次胰岛素注射或胰岛素泵治疗）的患者在治疗开始阶段应每天监测血糖 5～7 次，建议涵盖空腹、三餐前后、睡前。如有低血糖表现需随时测血糖。如出现不可解释的空腹高血糖或夜间低血糖，应监测夜间血糖。达到治疗目标后每日监测血糖 2～4 次。如表 3-6 所示：

表 3-6　多次胰岛素注射治疗的血糖监测方案举例

血糖监测	空腹	早餐后	午餐前	午餐后	晚餐前	晚餐后	睡前
未达标	×	×	√	×	√	×	×
已达标	×				×	×	×

注："×"需测血糖的时间；"√"可以省去测血糖的时间。

（2）每日两次预混胰岛素治疗患者的 SMBG 方案：使用预混胰岛素者在血糖达标前每周监测 3 天空腹血糖和 3 次晚餐前血糖，每两周复诊 1 次，复诊前 1 天加测 5 个时间点血糖谱；在血糖达标后每周监测 3 次血糖，即：空腹、晚餐前和晚餐后，每月复诊 1 次，复诊前 1 天加测 5 个时间点血糖谱。如表 3-7 所示。

表 3-7　每日两次预混胰岛素注射患者的血糖监测方案举例

血糖监测	空腹	早餐后	午餐前	午餐后	晚餐前	晚餐后	睡前
未达标							
每周 3 天	×				×		
复诊前 1 天	×	×		×		×	×

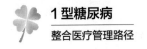

续表

血糖监测	空腹	早餐后	午餐前	午餐后	晚餐前	晚餐后	睡前
已达标							
每周 3 次	×				×	×	
复诊前 1 天	×	×		×		×	×

注："×"需测血糖的时间。

（3）自我血糖监测情况反馈（表3-8）。

表 3-8　T1D 血糖监测和胰岛素治疗单

日期	血糖水平 /(mmol·L^{-1})									餐时胰岛素 /U			基础胰岛素 /U
	空腹	早餐前	早餐后	午餐前	午餐后	晚餐前	晚餐后	夜间0点	夜间3点	早餐前	中餐前	晚餐前	

5. **询问目前是否存在或曾出现不适症状**　包括高血糖、低血糖、酮症酸中毒、慢性并发症等症状。

6. **体格检查**　包括身高、体重、血压、足外观、足背动脉搏动等。

7. **辅助检查**　包括空腹血糖、餐后血糖、糖化血红蛋白、血脂、尿常规、尿白蛋白 /肌酐、血肌酐 /BUN、肝功、甲状腺功能、心电图、视力、眼底、肌电图等，根据患者随访计划和主诉来制定。

（二）并发症筛查

1 型糖尿病并发症情况及治疗单见表3-9。

表 3-9　T1D 并发症情况及治疗单

糖尿病慢性并发症	分期 / 分级	治疗方案		
		基础治疗	对症治疗	专科治疗
肾病				
视网膜病变				
周围神经病变				
自主神经病变				
心血管病变				
脑血管病变				
周围血管病变				
糖尿病足				

具体糖尿病教育方案及治疗方案，参照住院路径中的具体内容。

（三）自我管理能力评估

定期评估患者自我管理能力，及时发现患者管理中的不足，加以修正（表 3-10）。

表 3-10　自我管理能力评估表

一般信息							
年龄 / 岁		性别 / 男、女		身高 /cm		体重 /kg		BMI	

自我管理能力评估			
是否定期随访	是	否（原因：	）
是否定期参加糖尿病教育活动	是	否（原因：	）
饮食情况是否达到医学营养目标	是	否（原因：	）
是否可根据碳水化合物含量调整胰岛素剂量	是	否（原因：	）
是否按照规律运动	是	否（原因：	）
是否掌握根据运动量调整饮食和胰岛素	是	否（原因：	）
是否规律进行自我血糖监测	是	否（原因：	）
血糖控制是否达标	是	否（原因：	）
糖化血红蛋白是否达标	是	否（原因：	）

自我管理能力评估		
是否反复出现低血糖	是	否(原因:)
是否会识别低血糖并及时处理低血糖	是	否(原因:)
是否掌握胰岛素注射方法	是	否(原因:)
血压控制是否达标	是	否(原因:)
血脂控制是否达标	是	否(原因:)
是否定期筛查并发症	是	否(原因:)
若存在并发症,是否根据医嘱治疗	是	否(原因:)
是否充满生活信心和乐观态度	是	否(原因:)

(四)调整治疗方案

1. 体重目标 通过医学营养调整,使体重指数控制在正常范围 BMI $18.5 \sim 23.9 \text{kg/m}^2$。

2. 血糖控制目标 成人 T1D 患者一般人群控制目标见表 3-11,根据患者的病程、年龄、预期寿命、低血糖风险、心脑血管疾病、治疗意愿等情况个体化设定血糖控制目标。

表 3-11 成人 T1D 患者的血糖控制指标

	目标
HbA1c/%	< 7.0
血糖 /(mmol·L^{-1})	
空腹或餐前	3.9 ~ 7.2
餐后	5 ~ 10.0
睡前	6.7 ~ 10

3. 血压 血压的控制目标为小于 130/80mmHg。

4. 血脂 血脂控制目标为 LDL-c $< 2.6 \text{mmol/L}$ (100mg/dl)。

(五)自我管理教育

1 型糖尿病自我管理能力的建立流程见图 3-12。

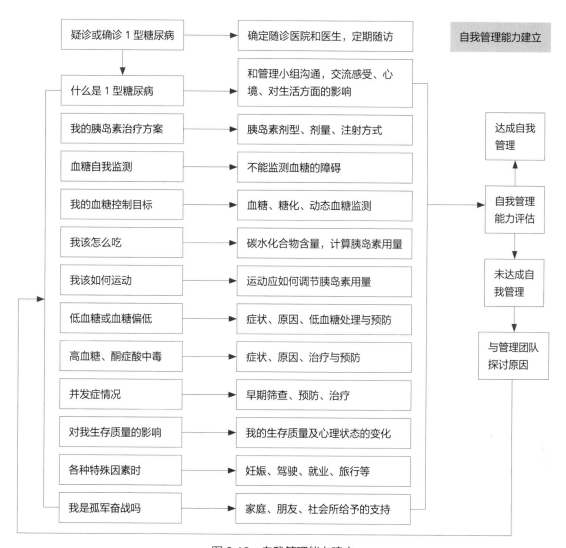

图 3-12 自我管理能力建立

以下内容可作为医患沟通时的教育材料。

1型糖尿病患者在发病至自我管理过程中一定会遇到许多疑问，希望把这些疑团解开之后，您能达到灵活的自我管理。

1. 当被疑诊或确诊1型糖尿病时，我无所适从，不知道该怎么办　到正规医院的内分泌科就诊，学习1型糖尿病相关知识，从心理上战胜1型糖尿病，一起和医生探讨治疗方案。1型糖尿病必须应用胰岛素治疗，永远不要轻信治愈糖尿病的信息。

1型糖尿病和2型糖尿病一样，是可防可控的疾病，不是说1型糖尿病就是重的糖尿病，二者是糖尿病不同的分型，不同的发病机制，采用不同的策略去治疗。相信您很快会发现，1型糖尿病控制好了，生活依然精彩。

2. 什么是1型糖尿病　1型糖尿病的起因基本分为自身免疫型和特发型。也就是说，我们自身分泌胰岛素的细胞——胰腺 β 细胞由于自身的免疫系统攻击（自身免疫型）或特定原因（特发型）受到了极大的破坏，使得我们自身所需的绝大部分胰岛素无法分泌。目前，对于 1 型糖尿病，解决这个问题的办法，也是唯一的办法是：注射外源性胰岛素，以补足我们身体所缺少的胰岛素。所以不要轻信任何偏方、食疗等等可以治愈糖尿病，那同时也不存在胰岛素"上瘾"的说法。

当患上 1 型糖尿病之后您或许还有很多不解，没关系，随时与您的医生或管理小组沟通，交流您的感受、心境以及对生活方面的影响，一切都会迎刃而解。

3. 我的胰岛素治疗方案是什么

（1）胰岛素那么多种，都有什么分别？我需要哪种：让我们一起来了解胰岛素。根据来源可将胰岛素分为动物胰岛素、人胰岛素和胰岛素类似物；根据其作用时间可分为速效（超短效）胰岛素类似物、短效（常规）胰岛素、中效胰岛素、长效胰岛素（包括长效胰岛素类似物）和预混胰岛素（包括预混胰岛素类似物）；根据其效用特点可分为餐时胰岛素、基础胰岛素和预混胰岛素（表 3-12）。

表 3-12　常用胰岛素及其作用特点

胰岛素制剂	起效时间 / 分钟	峰值时 / 小时	作用持续时 / 小时
短效胰岛素（RI）	15 ~ 60	2 ~ 4	5 ~ 8
速效胰岛素类似物（门冬胰岛素）	10 ~ 15	1 ~ 2	4 ~ 6
速效胰岛素类似物（赖脯胰岛素）	10 ~ 15	1.0 ~ 1.5	4 ~ 5
中效胰岛素（NPH）	150 ~ 180	5 ~ 7	13 ~ 16
长效胰岛素（PZI）	180 ~ 240	8 ~ 10	长达 20
长效胰岛素类似物（甘精胰岛素）	120 ~ 180	无峰	长达 30
长效胰岛素类似物（地特胰岛素）	180 ~ 240	3 ~ 14	长达 24 小时
预混胰岛素（HI 30R, HI 70/30）	30	2 ~ 12	14 ~ 24
预混胰岛素（50R）	30	2 ~ 3	10 ~ 24
预混胰岛素类似物（预混门冬胰岛素 30）	10 ~ 20	1 ~ 4	14 ~ 24
预混胰岛素类似物（预混赖脯胰岛素 25）	15	0.5 ~ 1.17	16 ~ 24

续表

胰岛素制剂	起效时间 / 分钟	峰值时 / 小时	作用持续时 / 小时
预混胰岛素类似物 （预混赖脯胰岛素 50）	15	0.5 ~ 1.17	16 ~ 24

一般来说，正常人体是一直都有胰岛素分泌，也就是基础胰岛素分泌，在进餐时，我们摄入的食物迅速转换为血糖，胰腺开始大量分泌胰岛素，以对付这些纷纷而来的葡萄糖，这也就是分泌的餐时胰岛素。所以 1 型糖尿病患者所需的胰岛素既要有基础胰岛素，也要有餐时胰岛素，以模拟正常的生理模式。

1）最常用的是基础加餐时胰岛素治疗，一般三餐前用短效胰岛素或速效胰岛素类似物，睡前用中效（有些患者需要早餐前也注射一次）或长效胰岛素或其类似物。

2）通常 1 型糖尿病患者对胰岛素敏感性较高，对短效或超短效胰岛素应用的比例不尽相同，对于固定比例的预混胰岛素很难调整，所以 1 型糖尿病更适合餐时胰岛素和基础胰岛素联合应用。

3）另外也可应用持续皮下胰岛素输注，采用人工智能控制的胰岛素输入装置，通过持续皮下输注胰岛素的方式，模拟胰岛素的生理性分泌模式从而控制高血糖。胰岛素泵治疗时可选用的胰岛素为短效胰岛素或速效人胰岛素类似物。

（2）胰岛素剂量我该用多少：对初发的患者，小剂量起始，每日胰岛素总量予以 0.4 ~ 0.5IU/kg，中效或长效胰岛素可能占日总剂量的 30% ~ 50%，其余的 50% ~ 70% 的短效或超短效胰岛素分配在 3 ~ 4 次餐前给药，初始时可以按照三餐 1/3，1/3，1/3 或者 1/5，2/5，2/5 分配。然后根据餐前血糖水平调整基础胰岛素用量，根据餐后血糖水平调整餐时胰岛素用量，直至血糖达标。餐后血糖受饮食种类、数量、特别是碳水化合物含量，以及进食后体力活动量的大小等很多因素影响，所以在调整胰岛素剂量时，上述因素要相对固定。待掌握自我管理后，再灵活变动。对于使用胰岛素泵的患者与之类似，胰岛素泵基础量的设定就是基础胰岛素用量，餐前大剂量的设定就是餐时胰岛素用量。

（3）如何注射胰岛素？感觉会不会很疼

1）注射部位：上臂侧面及稍向后面 - 大腿前侧及外侧 - 臀部 - 腹部（有硬结、瘢痕处、脐周 5cm 范围不能注射）胰岛素注射部位应多处轮换（采取大轮转、网格划分的小轮转间距 2.5cm，约两手指宽）。

2）胰岛素专用注射器操作流程：胰岛素专用注射器操作流程见图 3-13。

3）胰岛素注射笔操作流程：胰岛素注射笔（以诺和笔为例）操作流程见图 3-14。

4）胰岛素泵操作流程：胰岛素泵操作流程见图 3-15。

5）现在胰岛素注射笔的针头非常细，疼痛感很小，病友们尤其是刚患病的病友们所要做的是克服恐惧感。同时也要掌握正确的操作方法及注意事项，以减少错误操作引起的疼痛。

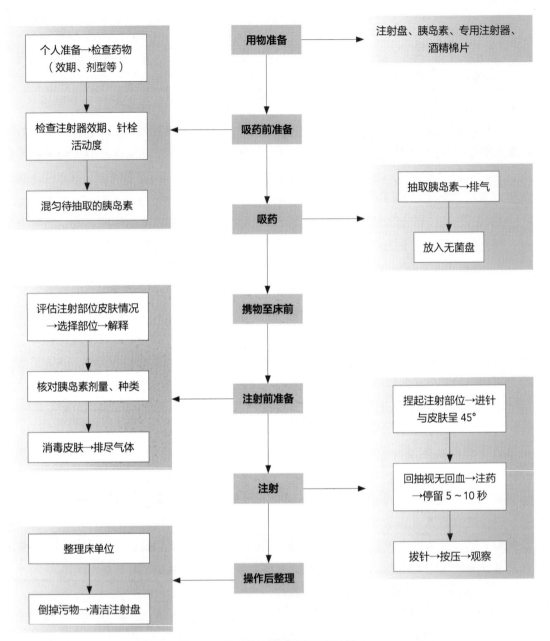

图 3-13　胰岛素专用注射器操作流程

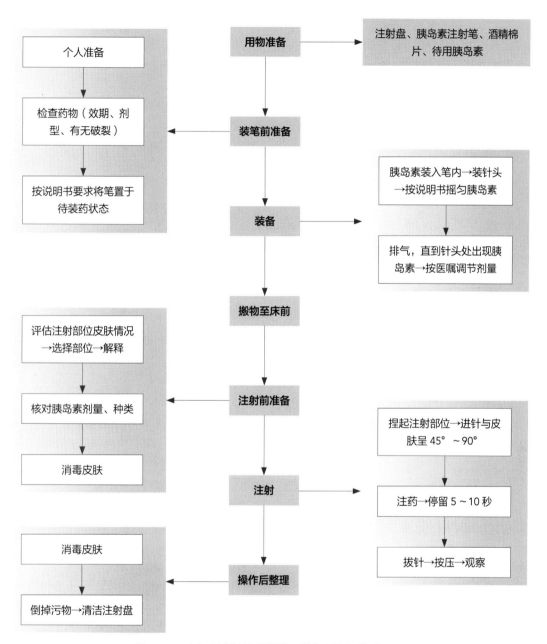

图 3-14 胰岛素注射笔（以诺和笔为例）操作流程

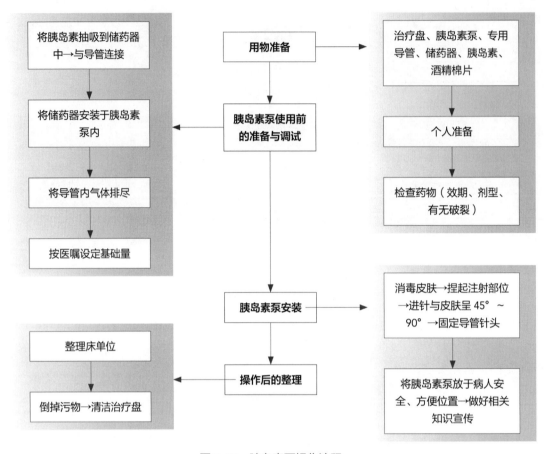

图 3-15　胰岛素泵操作流程

①注射前胰岛素需放至室温：胰岛素刚从冰箱里拿出，由于温度低，注射时会引起疼痛。

②针头要细而尖：选用专用的胰岛素注射器，其针头细而锐利。变钝的针头不要使用。

③酒精挥发干后再注射：消毒皮肤的酒精未干就进行注射，酒精从针眼被带到皮下，引起疼痛。

④用手捏起注射部位皮肤：注射时用一只手轻轻捏起注射部位约 3cm 宽的皮肤，并引起轻微疼痛后再注射。既方便注射，又能分散注射时针头引起的疼痛感。

⑤进针速度要快：进针时要果断，进针越慢，痛感越强。

⑥拔针时别改变方向：注射完毕后，保持原进针方向，迅速将针拔出。

⑦保持肌肉放松：要保持注射部位肌肉放松。

⑧更换注射部位：每次注射都与上次注射部位保持 3～4cm 的距离，避开皮肤感染处及皮下硬结。

4. 血糖监测

（1）利用快速血糖仪进行血糖自我监测（SMBG）：血糖自我监测的监测时点选择见

表 3-13。

表 3-13　血糖自我监测的监测时点选择

监测时点	适用范围
餐前	是主要监测时点。血糖控制不佳，或有低血糖风险时均应常规检测
餐后 2 小时	空腹血糖已控制，但 HbA1c 未能达标者；或需要了解饮食和运动对血糖影响时
睡前	晚餐前应用预混胰岛素时；需要评估凌晨和空腹低血糖的风险时
凌晨	血糖接近控制目标，空腹血糖仍高，疑有凌晨低血糖
必要时	出现低血糖症状、任何突发身体不适、剧烈运动前后、饮食显著变化应时

根据治疗方案及患者血糖控制情况，可参考表 3-14 确定血糖监测的频率和模式。

1）胰岛素强化治疗患者的 SMBG 方案：胰岛素强化治疗（多次胰岛素注射或胰岛素泵治疗）的患者在治疗开始阶段应每天监测血糖 5 ~ 7 次，建议涵盖空腹、三餐前后、睡前。如有低血糖表现需随时测血糖。如出现不可解释的空腹高血糖或夜间低血糖，应监测夜间血糖。达到治疗目标后每日监测血糖 2 ~ 4 次。

表 3-14　多次胰岛素注射治疗的血糖监测方案举例

血糖监测	空腹	早餐后	午餐前	午餐后	晚餐前	晚餐后	睡前
未达标	×	×	√	×	√	×	×
已达标	×				×	×	×

注："×"需测血糖的时间；"√"可以省去测血糖的时间。

2）每日两次预混胰岛素治疗患者的 SMBG 方案：使用预混胰岛素者在血糖达标前每周监测 3 天空腹血糖和 3 次晚餐前血糖，每两周复诊 1 次，复诊前 1 天加测 5 个时间点血糖谱；在血糖达标后每周监测 3 次血糖，即：空腹、晚餐前和晚餐后，每月复诊 1 次，复诊前 1 天加测 5 个时间点血糖谱。如表 3-15 所示：

表 3-15　每日两次预混胰岛素注射患者的血糖监测方案举例

血糖监测	空腹	早餐后	午餐前	午餐后	晚餐前	晚餐后	睡前
未达标							
每周 3 天	×				×		
复诊前 1 天	×	×		×		×	×

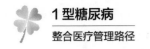

续表

血糖监测	空腹	早餐后	午餐前	午餐后	晚餐前	晚餐后	睡前
已达标							
每周 3 次	×				×	×	
复诊前 1 天	×	×		×		×	×

注："×"需测血糖的时间。

（2）糖化血红蛋白：是反映近 2～3 个月的血糖平均水平，每 3 个月检测一次看血糖控制情况。

（3）动态血糖监测系统（CGM）：通过监测皮下组织间液葡萄糖浓度反映血糖水平，提供连续、全天的血糖信息，有助于了解连续数天血糖波动的趋势。连续 3～5 天的动态血糖监测是在血糖波动较大患者中发现无症状低血糖和血糖波动特征的重要手段。

（4）不能监测血糖的障碍：当您不能及时监测血糖，是否存在哪些障碍？请您及时和医生或管理小组进行沟通。只有进行了血糖的监测才能随时调整糖尿病的治疗方案，把糖尿病控制好。

5. 我的血糖控制目标是多少　理想的血糖目标为空腹或餐前血糖 4.4～7.2mmol/L，餐后血糖 5～10.0mmol/L，糖化血红蛋白 6%～7%。对于不同患者而言，血糖控制目标的制订应考虑年龄、病程、低血糖风险、患者本人或家庭管理和认识糖尿病的能力、血糖监测频率、就诊的方便性和积极性等多个方面。若各方面都达到最佳状态，在最少发生低血糖风险的情况下血糖尽可能地接近正常水平，空腹或餐前血糖 6mmol/L 左右，餐后血糖 8mmol/L 左右，糖化血红蛋白 6%～6.5%。若存在一定的低血糖风险或其他问题，可适当放宽目标。

6. 我该怎么吃？我想要生活质量　很多 1 型糖尿病朋友生病之后，被教导开始控制饮食。也听到了很多身边的糖尿病朋友和亲友的建议：这个不能吃，那个能吃，这个要忌口，诸如此类；还有一些 1 型糖尿病病友自己或者家属把更多的注意力放到了血糖上，甚至为此牺牲了正常的饮食和营养。在此，我们想说，我们 1 型糖尿病病友的调控目标是：以饮食和运动正常化为目标，在此基础上，保证血糖处于合理的波动范围内。我们确实需要控制饮食，但是这种控制不是这也不吃，那也不吃，而是学会怎么吃，如何吃，让我们的饮食结构以及生活习惯最大限度地接近正常人群。其实，作为 1 型糖尿病患者，常见的任何主食、肉类、水果、蔬菜以及零食完全都是可以吃的，关键是怎么吃，怎么计算着吃的问题。

对于 1 型糖尿病患者来说，碳水化合物是最直接影响我们血糖的。碳水化合物的细微差异，就会造成我们血糖的大幅波动。蛋白质和脂肪类食物虽然也会影响我们的血糖，但是，其作用远远比不上碳水化合物，尤其对于单餐来说。也就是说，碳水化合物是我们每一餐血糖控制的主要矛盾。要取得良好的血糖控制以及良好的饮食结构，我们就需要研究和处理好碳水这个主要矛盾，从而熟悉它、控制它以及喜欢它。从现在开始，我们就要开始学习计算我们饮食中的碳水含量，从而从根本上获得饮食灵活和血糖控制的主动权。

（1）计算碳水化合物（简称碳水）的含量

1）一般来说，我们中国的饮食以面食和米饭为主，分别的代表是馒头和米饭。面粉和干米基本可以按照 75% 的比例折合成碳水。按照经验数据，根据米饭的软硬程度不同，100g 米饭对应的干米大致在 45% ~ 55% 之间。100g 馒头对应的面粉大致在 70% 左右（当然，根据其软硬程度也有一些差异）。以中等硬度的米饭为例，即干米含量为 50%。也就是说，100g 中等硬度米饭 ≥ 50g 干米 ≥ 37.5g 碳水。在此，强烈推荐我们自己在家中称量面粉和干米，多做几次这样的实验。这样，我们对于最常吃主食的碳水含量就能比较准确的把握了；而且，在这个过程中，我们可以对米饭的软硬程度所对应的干米量差异有了直观的印象，也方便以后在外面吃饭，即使不是我们亲手煮的米饭，我们也可以根据米饭的软硬程度和重量，迅速准确估计其所含的碳水量。浆果类，草莓、葡萄、西瓜等水果碳水含量为 5% ~ 7%，苹果、梨、橘子等大部分水果为 10% ~ 12%，香蕉、榴莲等吃起来有类似淀粉感觉的为 15%，冰激凌为 30%。

2）随着社会的进步，我们所购买的包装食品上，其实已经有了食物成分表。有了这些标签，我们就能比较准确地估计自己所吃的食物中包含多少克的碳水了。对于糖尿病病友，尤其是 1 型的病友来说，养成吃食品之前看标签的习惯是非常重要的。

3）不可否认的是，食物的种类和来源非常复杂，不是所有的食品都是预包装食品。比如我们平常所吃的各类主食，包括米饭、馒头、包子、汉堡、薯条、面包、蛋糕等，还有各种各样的水果，这些都是富含碳水化合物的食品，也是我们要重点进行碳水估计的食物。这个时候，食物的称量就显得非常重要了。

（2）食物交换份的换算：参照营养学家的相关内容。

（3）根据碳水含量调整胰岛素用量：对于使用胰岛素的 1 型糖尿病人来说，准确的度量这一餐的碳水化合物，并给予相应的胰岛素，是当餐血糖维持在可控范围内的关键。那么，怎么知道自己 1U 胰岛素能吃多少碳水化合物呢？在计算之前，我们要确保血糖控制已基本平稳。

1）碳水化合物系数（1U 速效胰岛素对应的碳水克数）=500/ 胰岛素每日用量总量；

2）碳水化合物系数（1U 短效胰岛素对应的碳水克数）=450/ 胰岛素每日用量总量；

3）胰岛素敏感性指数或修正指数（1U 速效胰岛素对应的血糖值）=100/ 胰岛素每日用量总量；

4）胰岛素敏感性指数或修正指数（1U 短效胰岛素对应的血糖值）=1500/（胰岛素每日用量总量 ×18）。

举个例子，1 型糖尿病患者小高，目前应用胰岛素总量为 27 单位，餐时胰岛素为速效胰岛素，平素血糖控制良好。该患者碳水化合物系数为 500/27=18g，也就是 1 单位胰岛素对应 18g 碳水化合物；胰岛素敏感性指数为 100/27=3.7mmol/L，也就是 1 单位胰岛素可降低 4mmol/L 左右血糖。那么，该患者即刻血糖偏高为 16mmol/L，又想进食冰激凌一个（碳水含量为 15g），血糖目标 8mmol/L 左右，该临时追加多少速效胰岛素呢？首先，进食冰激凌，需对抗 15g 碳水，约需 1U 速效胰岛素；然后为了校正目前高血糖，需降低 8mmol/L 血糖，约需 2 单位速效胰岛素；所以该患者需追加 3U 速效胰岛素，既满足了临时的加餐需要，又校正了高血糖状态。

另外，需要注意的是，这种计算出来的数据，还需要进行多次称量主食、监测血糖，持续对此数据进行修正。

（4）坚持长期的营养计划

1）确定每日总热量需要量：成年 T1D 患者基本能量的摄入水平按每千克理想体重 25～30kcal/d 计算，再根据患者的体型、体力活动量及应激状况等调整为个体化的能量推荐值，其中体力活动量和应激状况为影响实际能量消耗的两个主要因素。儿童 T1D 患者全日能量摄入的计算可采用下面公式：总热量（kcal）=1000+ 年龄 ×（100～70）（括号中的系数 100～70 即 1～3 岁儿童按 100，3～6 岁按 90，7～10 岁按 80，大于 10 岁者按 70 分别计算）。

2）确定每日蛋白质需要量：肾功能正常的成年 T1D 患者，推荐膳食蛋白质摄入量与健康成年人基本相同，一般可占总能量比例的 10%～15% 或以每千克标准体重 1g 为宜，但所占总能量比例最高不超过 20%；妊娠、儿童患者的膳食蛋白质摄入水平应适当提高，早、中、晚期妊娠妇女每天应比同龄非妊娠妇女分别增加 5～10g、15～20g 及 20～25g；不同年龄阶段的儿童及少年膳食蛋白质摄入应分别达到每天每千克理想体重 1.5～3.5g。已发生糖尿病肾病的患者，其膳食蛋白质应以优质蛋白质为主，每日的摄入量应不低于每千克理想体重 0.8。

3）确定每日脂肪需要量：中国居民膳食指南推荐脂肪应占全日总能量比例的 20%～30%；推荐人均居民烹调油的用量应小于 25g/d。推荐的膳食脂肪组成包括：饱和脂肪酸及反式脂肪酸占每日总能量比例应小于 10%，单不饱和脂肪酸的比例应在 10%～20%，多不饱和脂肪酸的比例应小于 10%。

4）确定每日碳水化合物需要量：2016 版的中国居民膳食指南建议由碳水化合物所提供的能量比例应占 55%～65%，糖尿病患者的比例可略低，即 50%～60%；除 2 岁内的儿童外，碳水化合物应主要来自全谷类、豆类、蔬菜、水果及乳类食物；极低碳水化合物膳食可导致脂质代谢异常，不推荐使用；成年 T1D 患者每天碳水化合物总量不应低于 130g。

5）通过合理的食物搭配可以满足病人的营养代谢需要。只有当饮食摄入无法达到膳食推荐摄入量时，可以适当补充无机盐等微量元素及维生素。

7. 我该如何运动

（1）运动的方式、时间与频率：糖尿病患者可选择轻 - 中等或稍高强度的有氧运动方式，轻度有氧运动包括购物、散步、做操、太极拳、气功等；中度运动包括快走、慢跑、骑车、爬楼梯、健身操等；稍高强度运动包括跳绳、爬山、游泳、球类、舞蹈等。糖尿病患者的运动强度以最大运动强度的 60% ~ 70% 为宜，通常用心率或自身感觉来衡量运动强度。糖尿病患者运动强度应保持心率（次 / 分钟）=（220 - 年龄）× 60% ~ 70% 或运动时感觉全身发热、出汗，但非大汗淋漓。

运动的时间与频率：运动时间应该安排在饭后半个小时或 1 小时后进行，因为此时血糖为最高峰期。血糖过高不宜剧烈运动，否则会使血糖反弹的更高。每次运动的时间约 30 ~ 60 分钟，包括运动时 5 ~ 10 分钟的热身运动及结束前 10 分钟的整理运动，达到中等运动量的时间持续约 30 分钟；对尚无运动习惯的患者，缓慢逐步达到每天至少 30 分钟中度运动强度，若不能一次运动 30 分钟，可分次进行，每次 10 ~ 15 分钟。

（2）运动与血糖、胰岛素用量：因为运动可有效地降低血糖，对于应用胰岛素治疗的 1 型糖尿病患者而言，可通过监测血糖和运动量估算多少运动量对应多少血糖。提前估算运动量，运动前调整饮食或是胰岛素用量，这样经过摸索，可计算出自己的运动量、饮食和胰岛素用量之间的系数，灵活掌控自己的生活，使血糖更加平稳，减少低血糖。

8. 低血糖或血糖偏低该如何应对

（1）了解低血糖的症状与处理：糖尿病患者血糖低于 3.9mmol/L 即可诊断低血糖。其主要症状为：神经过敏、发抖、饥饿、出冷汗、情绪急剧变化、寒战或皮肤寒冷且潮湿、心跳加快、焦虑、头晕头疼等。当低血糖的状态持续下去时，就会出现嗜睡、不合作或出现呆滞，还可能出现恶心、视力模糊、嘴唇或舌头有刺痛感或麻木、做噩梦、睡觉中哭喊或任何怪异的行为。最严重的低血糖可导致意识模糊、妄想、休克。如不及时救治，可导致死亡。

糖尿病患者一旦出现了低血糖的某些症状，应立即测其血糖。如果当时不能及时测血糖，一旦有低血糖的症状出现，不管是不是低血糖，一律按照低血糖来处理。可以给一份速效糖类食物，最好是葡萄糖（15 ~ 20g 左右，可溶于水中），可乐或雪碧（150ml 左右）、糖果（2 ~ 3 粒）也可以，等 10 ~ 15 分钟再测一次血糖，如仍然偏低，应再给予一份速效糖类食物（参照上面）。如果患者意识不清，则不要喂食任何东西，应马上寻求急症救护。采取静脉推注葡萄糖或注射胰高血糖素的方式提升血糖。

（2）低血糖的原因与预防：1 型糖尿病患者出现低血糖最常见的原因就是饮食、运动量与胰岛素用量之间的不平衡。对于血糖波动特别大的患者，可能少进食一点儿、运动多一点儿或胰岛素多了一点儿，都可能出现低血糖。所以掌控好饮食、运动量与胰岛素用量之间的平衡对于预防低血糖至关重要。

9. 高血糖、酮症酸中毒时应该怎么做

（1）高血糖与酮症酸中毒症状与治疗：高血糖时常出现尿频、多尿、口渴、无力、饥饿感增加、易怒等，若高血糖未治疗可导致酮症，酮症在体内堆积后可出现酮症酸中毒，可表现为食欲减退、恶心、呕吐，常伴头痛、烦躁、嗜睡等症状，呼吸深快，呼气中有烂苹果味（丙酮气味）；病情进一步发展，出现严重失水现象，尿量减少、皮肤黏膜干燥、

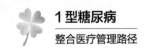

眼球下陷，脉快而弱，血压下降、四肢厥冷；到晚期，各种反射迟钝甚至消失，终至昏迷。

针对单纯高血糖的治疗，可通过调整皮下胰岛素用量及时处理。但糖尿病酮症酸中毒一经确诊，应立即住院救治（参看住院路径中的糖尿病酮症酸中毒诊治路径）。

（2）高血糖和酮症酸中毒的原因与预防：高血糖和糖尿病酮症酸中毒发病的主要病因是胰岛素缺乏，因此相对稳定的饮食、运动以及胰岛素的应用对其预防至关重要，避免出现胰岛素中断情况。在机体出现不适、应激等情况需及时监测血糖，根据血糖水平及时调整胰岛素用量，尽量避免高血糖出现，这样就可尽量避免糖尿病酮症酸中毒的发生。

10. 慢性并发症都有什么？我该如何避免或早期发现

（1）糖尿病慢性并发症基础治疗：循证医学证实控制血糖、血压和血脂是延缓慢性并发症发生发展的最有效的方式。

1）血糖：T1D 患者强化降糖至接近正常水平（HbA1c < 6.5%）可以延缓多种并发症的进展，但应注意低血糖可增加心脑血管事件发生风险。

2）血压：在高血压发生之前，至少应每年测量血压一次。血压的控制目标为小于130/80mmHg。自肾脏病变早期阶段（微量白蛋白尿期），不论有无高血压，首选血管紧张素转换酶抑制剂（ACEI）或血管紧张素受体阻断剂（angiotensin receptor blocker，ARB）。但不推荐在血肌酐 > 0.17mmol/L 的肾病患者应用 ACEI 或 ARB。如 24 小时尿蛋白 ≥ 1g/d，则血压控制标准为小于 125/75mmHg。

3）血脂：空腹血脂检测应在 12 岁以上糖尿病患儿进行。如有高胆固醇血症的家族史、早期心血管疾病或家族史不详，筛选应在 2 岁开始（如已患病）。如血脂正常，应在5 年后重复检测。血脂控制目标为 LDL-c < 2.6mmol/L（100mg/dl）。若代谢控制及饮食控制仍不能使血脂达到理想目标，应首选他汀类调脂药治疗。

（2）糖尿病视网膜病变：若目前尚无糖尿病视网膜病变，每年到眼科进行筛查眼底。

若已存在糖尿病视网膜病变，在积极控制血糖、血压、血脂基础上，轻中度病变者，应用改善视网膜循环的治疗；重度及以上的患者应接受眼科的专业治疗，每 3 ~ 6 个月随访。

（3）糖尿病肾脏病变：若无糖尿病肾脏病变者，每年检测尿常规、尿微量白蛋白、尿肌酐、血肌酐。

若存在糖尿病肾病者，糖尿病肾病分期：

Ⅰ期：肾小球高滤过，肾体积增大；

Ⅱ期：间断微量白蛋白尿，患者休息时尿白蛋白排泄率（urinary albumin excretion rate，UAER）正常（< 20μg/ 分钟或 < 30mg/d）；

Ⅲ期：早期糖尿病肾病期，以持续性微量白蛋白尿为标志，UAER 为 20 ~ 200μg/ 分钟或 30 ~ 300mg/d；

Ⅳ期：临床糖尿病肾病期，显性白蛋白尿，部分可表现为肾病综合征；

Ⅴ期：肾衰竭期。

治疗方式：

1）基础治疗：控制血糖、血压、血脂。

2）减少尿白蛋白排泄。

3）肾衰竭者需透析或移植治疗：GFR 降至 15～20ml/ 分钟或血清肌酐水平超过 442μmol/L 时应积极准备透析治疗。有条件的糖尿病患者可行肾移植或胰 - 肾联合移植。

（4）糖尿病神经病变：若无糖尿病神经病变者，每年进行筛查。糖尿病周围神经病变的诊断标准：明确的糖尿病病史；在诊断糖尿病时或之后出现的神经病变。临床症状和体征与糖尿病神经病变的表现相符；以下 4 项检查中如果任一项异常则可诊断：①踝反射异常（或踝反射正常，膝反射异常）；②针刺痛觉异常；③振动觉异常；④压力觉异常。针对糖尿病自主神经病变，目前尚无统一诊断标准，主要根据相应的临床症状和特点及功能检查进行临床诊断，多为排他性诊断。

胃轻瘫：大多数患者并无明显的临床症状，较少患者存在早饱、恶心、呕吐、腹胀等，症状严重程度因人而异，同一患者的症状程度，亦受多方面因素影响，可能与糖尿病自主神经病变导致传入神经通路敏感性降低有关。由于胃排空延迟而致胃潴留，可有反复胃石形成。当并发食管下括约肌压力减低时可出现胃 - 食管反流症状（如反酸、反食、胃烧灼等），严重者出现反流性食管炎。消化间期移行性复合运动（migrating motor complex，MMC）的异常除可导致上述症状外还可引起小肠和结肠排空异常，引起腹痛、便秘或腹泻等症状。

勃起功能障碍（erectile dysfunction，ED）：问卷诊断：勃起功能国际问卷（international index of erectile function 5，IIEF-5）评分：根据近 6 个月内的情况评估。总分 > 21 分为正常，≤ 21 分诊断存在 ED。IIEF-5 诊断 ED 的敏感度为 98%，特异度为 88%。IIEF-5 在国人中的有效性评价正在进行中，以后可能根据国人情况进行修订。

心血管自主神经病变：表现为直立性低血压，晕厥，冠脉舒缩功能异常，无痛性心肌梗死，心脏骤停或猝死。目前尚无统一诊断标准，检查项目包括心率变异性、Valsalva 试验、握拳试验（持续握拳 3 分钟后测血压）、体位性血压变化测定、24 小时动态血压监测、频谱分析等。

若存在糖尿病神经病变者，治疗包括基础治疗、针对神经病变治疗、对症治疗、针对胃轻瘫治疗、针对勃起功能障碍治疗以及针对心血管自主神经病变治疗。

基础治疗：控制血糖、血压、血脂，具体参见冠心病。

针对神经病变治疗：神经修复；抗氧化应激；改善循环。

对症治疗：通常采用以下顺序治疗糖尿病周围神经病变的疼痛症状：甲钴胺和 α 硫辛酸、传统抗惊厥药（丙戊酸钠和卡马西平等）、新一代抗惊厥药（普瑞巴林和加巴喷丁等）、度洛西汀、三环类抗抑郁药（阿米替林、丙咪嗪和新选择性 5- 羟色胺再摄取抑制剂西酞普兰等）。

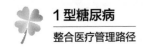

针对胃轻瘫治疗：基础治疗（控制血糖、血压、血脂）。对症：护胃、止呕等。

针对勃起功能障碍治疗：基础治疗（控制血糖、血压、血脂）。改善循环、营养神经。调整心态：糖尿病患者发生了阳痿，不全是糖尿病所引起的，有些糖尿病患者，因为疾病引起的精神紧张，思想压力很大，生怕爱人会厌恶，心理压力也会造成阳痿。

针对心血管自主神经病变治疗：基础治疗（控制血糖、血压、血脂）。改善循环、营养神经。

（5）糖尿病大血管并发症

心血管疾病（以冠心病、心肌梗死为主）：观察是否存在临床症状，筛查心电图，必要时可完善运动平板试验、冠脉 CT 血管造影术（CT angiography，CTA）或冠脉造影。若存在心血管疾病，在控制血糖、血压、血脂基础上，积极对症治疗：抗血小板聚集；扩冠；预防心律失常，减轻心脏负荷等。

脑血管疾病（以脑卒中为主）：观察是否存在临床症状，每年筛查颈动脉、椎动脉彩超、经颅多普勒，必要时可完善头颅 MRI 平扫 + 弥散。若存在脑血管疾病，在控制血糖、血压、血脂基础上，积极对症治疗：改善循环、营养神经，改善脑代谢，改善神经认知，康复锻炼等。

周围血管病变（糖尿病足）：观察是否存在临床症状，如下肢感觉异常、间歇性跛行、下肢溃疡或坏疽，每年筛查足外观、足背动脉搏动、10g 尼龙丝、痛温觉、踝反射、踝肱指数（ankle brachial index，ABI）以及双下肢动脉彩超。若存在周围血管疾病，在控制血糖、血压、血脂基础上，积极对症治疗：糖尿病足教育，戒烟，抗血小板，扩血管，必要时血管重建治疗。

11. 1 型糖尿病会影响到我的生存质量吗　1 型糖尿病自我管理初始阶段开始接受糖尿病的各种教育、学习，每天对饮食的估算、运动量的评估、血糖的监测、胰岛素剂量的调整等，一定对 1 型糖尿病病友的生活和心理状态上带来了很多冲击。但是随着对 1 型糖尿病自我管理的深入，您会发现您可灵活掌控饮食、运动、胰岛素之间的平衡，这也已经融入到了您的生活中，成了顺其自然的事情。

有这样一个故事：

在世界田径大奖赛的赛场上，两位来自于不同国家的劲敌在为冠军而拼搏。发令枪响了，两个人像箭一样冲出去，把其他选手远远抛在了身后。这似乎注定是一场殊死决战。突然，人们发现，跑在最前面的蓝衣选手不停地低头，顺着他的目光大家发现——他的鞋带开了，然而如果这时候停下来系鞋带，冠军无疑就会拱手相让！蓝衣选手明显受了影响，冠军属于原来跑第二名的红衣选手。就在大家都为蓝衣选手因为一次小小的意外与冠军擦肩而过而扼腕叹息的时候，红衣选手发表了冠军感言："我的鞋带在起跑后也突然开了，然而，我装作没看见，只是在跑的时候更加小心，以免踩到它。"

对于糖尿病患者来说，糖尿病不也像一只松开了的鞋带吗？我们不过分地被它牵扯精力，反而平静地接受这个现实，把它当成我们身上理所应当的一部分，更加谨慎地跑完余下的人生之路，有谁说我们不是冠军呢？

1 型糖尿病病友只要能够积极配合治疗、坚持治疗，像正常人一样生活是绝对没有任何问题的，甚至有些人能活得比正常人还要好！因此，您不需要有过大的精神压力，更不应该自暴自弃，而应该积极树立治疗的信心。世界上有很多名人，都有 1 型糖尿病，但是坚持治疗，最终仍能有所成就的例子非常多！体育运动员——Gary Hall，美国著名游泳运动员，就是 1 型糖尿病患者，但是通过坚持治疗，2004 年还拿了奥运冠军。一个西班牙 1 型糖尿病患者及其家庭的环球之行向中国的患者展示了别样精彩的生命之旅。出生于西班牙的 KyviK，2 岁时便被确诊为 1 型糖尿病。注定终身依赖体外注射胰岛素控制血糖的他没有自暴自弃，值得庆幸的是，从小到大，所有的家人都给予他充分的支持与帮助。童年时期，他没有落下任何一项同龄儿童适宜参加的体育运动。进入中年后，他萌生了环球旅行的梦想，为了实现梦想，他依靠胰岛素泵管理血糖，从 2011 年起带上妻儿驾着车，8 个月穿越了 21 个国家。他们都以自身经历勉励患病的病友们：我们和正常人一样，可以追求并实现自己的梦想。

12. 各种特殊因素时

（1）妊娠：1 型糖尿病妇女能怀孕吗？

研究证实，糖尿病合并妊娠患者母子并发症与孕期血糖水平相关，控制孕期血糖至正常，加强母子监测，可明显改善母子的预后，甚至接近正常范围。所以，要强调在妊娠前开始控制血糖，血糖正常后怀孕并加强孕期监测，可有效改善围生儿预后。具体如下：

妊娠前的准备：糖尿病患者准备妊娠前，应进行全面身体检查，包括血压、24 小时尿蛋白定量、肾功能检查、眼底检查、心电图，明确糖尿病的病情程度。1 型糖尿病患者继续应用胰岛素治疗，维持孕前及早孕期血糖正常，能够明显减少胎儿畸形和流产的发生。同时，妊娠前 3 个月及妊娠早期，服用小剂量叶酸，每天 0.4~0.8mg，预防胎儿神经管畸形。

妊娠后积极控制血糖：①合理饮食：遵循个体化原则，即使肥胖的孕妇在妊娠期也不应过分限制饮食，否则易产生饥饿性酮症。少量多餐，每日分 5~6 餐，早餐量不宜过多，占全天总热量的 2/18，午餐和晚餐各占全天总热量的 5/18，其他为上、下午及睡前加餐，多摄入富含纤维素和维生素的食品。②适当运动：在没有内科或产科禁忌证的情况下，可进行适当运动，尤其是肥胖孕妇更应该在餐后进行一定的锻炼。运动量不宜过大，一般使心率保持在 120 次 / 分钟以内，运动时间以 20~30 分钟为宜。运动项目以散步等有节奏运动为佳，禁止剧烈运动，有先兆流产或合并有其他严重并发症者不适宜运动。③胰岛素治疗：尽可能使空腹、餐前或睡前血糖控制在 3.3~5.3mmol/L，餐后 1 小时血糖 ≤ 7.8mmol/L，或餐后 2 小时血糖 ≤ 6.7mmol/L，糖化血红蛋白尽可能控制在 6% 以下，监测尿酮或血酮。

加强孕妇的孕期动态血糖监测有助于了解孕妇血糖并及时调整胰岛素用量及饮食情况。血糖过高或过低时应检测酮体，特别是有微血管并发症者应每周监测尿蛋白并定期监测肾功能，查眼底和血脂等。在妊娠至 16 ~ 20 周时，超声检查胎儿大小、有无畸形，孕 28 周后定期了解胎儿发育和羊水情况，孕 34 周后重复胎心电子监测。

妊娠终止的时机与方式：血糖控制满意、无母子并发症者，可在预产期前终止妊娠。糖尿病合并妊娠病情严重，尤其合并有微血管病变者，妊娠中晚期母子合并症较多，通常需提前终止妊娠。糖尿病不是剖宫产指征，分娩方式需根据产检情况及是否存在严重合并症决定。另外，足月后终止妊娠者，新生儿很少发生呼吸窘迫综合征，而未足月需终止妊娠者，尤其是血糖控制不满意孕妇的新生儿，多需促肺成熟治疗，可用羊膜腔内注射地塞米松。

总之，处于生育年龄的 1 型糖尿病患者是可以生育的，最好自身无任何并发症，而且在妊娠前及整个妊娠期血糖控制良好。

（2）糖尿病与驾驶：由于血糖极高或极低都会影响驾驶安全，糖尿病患者驾车确实存在一定危险。对糖尿病患者来说，只要能把血糖控制好，就同样能享受驾驶的乐趣。

第一，糖尿病患者开车，即使路程很短，在上车前也必须测一下血糖。

如驾车时间超过 1 小时，也应该停下车测量血糖，"这与开车时系好安全带、不饮酒以及遵守交通规则没什么两样。"不过，专家不建议糖尿病患者长时间开车，一来过度疲劳影响反应和判断，二来长途驾车会引起血糖波动。此外，糖友司机还应平时定期检查眼睛和心脏，以防糖尿病并发症影响驾驶。

第二，糖尿病患者在驾车出行前要做好相应准备，至少带齐以下几样东西。

血糖仪、葡萄糖，以及可能需要的其他药物。许多糖尿病患者可能认为，如出现低血糖，他们有时间停下车来进食。但实际上根本来不及，所以随身带些能迅速升高血糖的食品，如糖果、含糖饮料非常必要。一旦觉得肚子特饿、心跳加快、手抖和视力模糊、控制不住方向盘，就是低血糖的症状，要立即停车，拿出血糖仪检测，然后补充食物和饮料。待症状缓解、血糖恢复正常后方可继续驾车。

第三，驾车时必须要注意身体情况，如患上伤风感冒等感染，应更谨慎，因为这些疾病会引起血糖不稳。

特别指出，如糖尿病患者合并有以下病情，最好不要开车。一是心脏病；二是下肢有并发症，可影响踩踏油门和刹车；三是合并眼睛病变；四是注射较大剂量胰岛素者，因为这容易引起血糖波动；五为病史超过 5 年的"老病号"，因为随着病程的延长，糖尿病病人发生低血糖时的一些警示症状，如头昏、出汗、心悸会逐渐变得不明显，以至于他们可能在无任何征兆的情况下直接变得神志不清，造成交通事故。

（3）糖尿病与就业：糖尿病患者在血糖控制良好和无糖尿病并发症的情况下，可以像正常人一样生活和工作。而且，应鼓励患者积极参加社会工作，但从事的工作不宜节奏过快或强度过大。避免连续工作、疲劳战，当出现不适时，应马上停止工作，并向医务人员咨询。

（4）糖尿病与旅行

1）准备工作：至少在出发前4周，去医院看病，征求医生的意见决定是否可以旅行；准备足量胰岛素，足够的胰岛素注射用具及消毒用品，如果用胰岛素注射笔，备好足够的笔芯和针头，必要时备上一些注射器，妥善保存；有条件的要备上血糖仪、血糖试纸及尿糖加酮体试纸；病情记录本；请教患其他疾病（感冒、腹泻、发热等）时的处理经验；带上糖尿病的保健卡及一些简单的含糖食品；所有治疗监测用品应放在随身的小包里；结伴前行。

2）旅行时的注意事项：尽量不使作息时间有很大的变动；坚持饮食控制，注意饮食卫生；避免过度劳累；按时用药；如出现频繁的恶心、呕吐伴神志改变或有其他不适，应就近医院治疗；随身携带含糖食品；告诉同伴处理低血糖的方法，以备万一；定时监测病情，作好记录；注意足的保护。

13. 我是孤军奋战吗　1型糖尿病的病友们，您不是一个人在战斗。您的家庭、朋友以及我们的1型糖尿病管理团队，包括内分泌科医生、营养师、糖尿病教育者、心理专家等，我们在一起奋战，共同抵御糖尿病。在社会支持方面，对于1型糖尿病患者有效管理需要医保政策的跟进，2012年，国务院办公厅下发的关于深化医药卫生体制改革主要工作安排中，已经将1型糖尿病纳入了保障和救助试点范围。目前血糖监测试纸尚未纳入医保报销范围，这也使得很多患者不愿进行自我血糖监测，中华医学会糖尿病学分会作为您强有力的后盾，正在全力呼吁国家为1型糖尿病患者提供免费的试纸。我们所共同努力的方向就是让病友们拥有一个健康美好的人生。

14. 我从哪里获取自我管理的相关指导　1型糖尿病的自我管理不仅仅是患者本人掌握自我管理，也包括至少一名家庭成员同时掌握上述的自我管理相关内容。

由我们的糖尿病教育工作者，包括医生、护士、糖尿病教育者、营养师、自我管理较好的老患者等，共同对患者及家庭成员的自我管理进行指导。获取知识的方式也是多种多样的，包括糖尿病教育、小组讨论、患者交流、手机短信平台、T1D网络管理平台、书籍等。

四、1型糖尿病成人长期并发症诊疗

1. 糖尿病慢性并发症基础治疗　循证医学证实控制血糖、血压和血脂是延缓慢性并发症发生发展的最有效的方式。

2. 血糖　T1D患者强化降糖至接近正常水平（A1c < 6.5%）可以延缓多种并发症的进展，但应注意低血糖可增加心脑血管事件发生风险。

3. 血压　在高血压发生之前，至少应每年测量血压一次。血压的控制目标为小于130/80mmHg。自肾脏病变早期阶段（微量白蛋白尿期），不论有无高血压，首选血管紧张素转换酶抑制剂（ACEI）或血管紧张素受体阻断剂（ARB）。但不推荐在血肌酐 >

0.17mmol/L 肾病患者应用 ACEI 或 ARB。如 24 小时尿蛋白 ≥ 1g/d，则血压控制标准为小于 125/75mmHg。

4. 血脂 空腹血脂检测应在 12 岁以上糖尿病患儿中进行。如有高胆固醇血症的家族病史、早期心血管疾病或家族史不详，筛选应在 2 岁开始（如已患病）。如血脂正常，应在 5 年后重复检测。血脂控制目标为 LDL-c < 2.6mmol/L（100mg/dl）。若代谢控制及饮食控制仍不能使血脂达到理想目标，应首选他汀类调脂药治疗。

（一）糖尿病视网膜病变管理

糖尿病视网膜病变（diabetic retinopathy，DR）分为非增殖性糖尿病视网膜病变（non proliferative diabetic retinopathy，NPDR）和增殖性视网膜病变（proliferative diabetic retinopathy，PDR）。

1 型糖尿病成人视网膜病变管理流程见图 3-16。

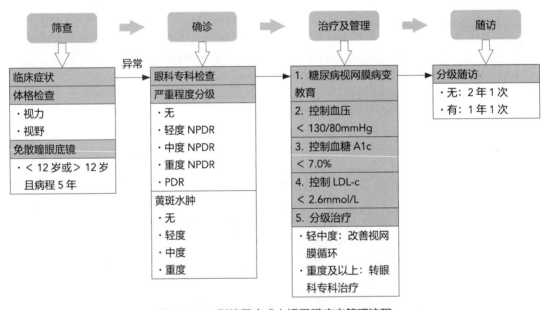

图 3-16　1 型糖尿病成人视网膜病变管理流程

1. 检查方法 视力、视野、眼压检查、扩瞳后裂隙灯下三面镜或前置镜检查、直接或间接眼镜检查、眼底荧光造影等。

2. 临床分期 糖尿病视网膜病变和糖尿病黄斑水肿依据散瞳下检眼镜可观察到的指标来分级。对视网膜增厚程度须行三维检查，在散瞳下裂隙灯活体显微镜检查或眼底立体照相。

3. 治疗方式

（1）基础治疗：控制血糖、血压、血脂。

（2）改善视网膜循环。

（3）必要时眼科行眼部局部治疗包括激光光凝治疗、冷凝治疗、玻璃体切割等。激光光凝治疗是目前治疗糖尿病视网膜病变的最有效方法，可以降低糖尿病视网膜病变失明率，具体要参照眼科医师的建议。

（二）糖尿病肾脏病变管理

1型糖尿病成人肾脏病变管理流程见图3-17。

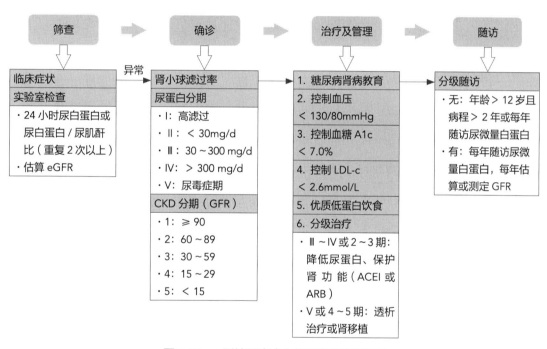

图 3-17 1 型糖尿病成人肾脏病变管理流程

1. 检查方法 尿常规、尿微量白蛋白、尿肌酐、血肌酐。

2. 糖尿病肾病（diabetic kidney disease，DKD）分期 早期糖尿病肾病期，以持续性微量白蛋白尿为标志，UAER 为 20～200μg/ 分钟或 30～300mg/d；临床糖尿病肾病期，显性白蛋白尿，部分可表现为肾病综合征。临床更为适用的是美国国家肾脏基金会指南中的慢性肾脏病变（CKD）分期。

3. 治疗方式

（1）基础治疗：控制血糖、血压、血脂，具体参见冠心病。

（2）减少尿白蛋白排泄。

（3）肾衰竭者需透析或移植治疗：GFR 降至 15～20ml/ 分钟或血清肌酐水平超过

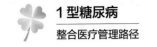
442μmol/L 时应积极准备透析治疗。有条件的糖尿病患者可行肾移植或胰 - 肾联合移植。

（三）糖尿病神经病变管理

1. 周围神经病变管理流程　1 型糖尿病成人周围神经病变管理流程见图 3-18。

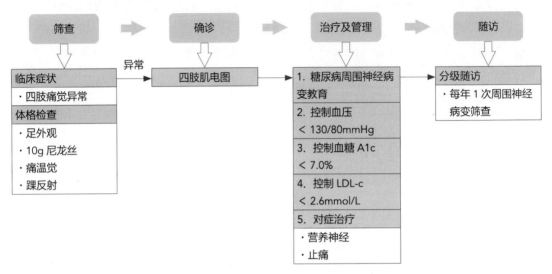

图 3-18　1 型糖尿病成人周围神经病变管理流程

（1）糖尿病周围神经病变的诊断标准：明确的糖尿病病史；在诊断糖尿病时或之后出现的神经病变。临床症状和体征与糖尿病神经病变的表现相符；以下 4 项检查中如果任一项异常则可诊断：①踝反射异常（或踝反射正常，膝反射异常）；②针刺痛觉异常；③振动觉异常；④压力觉异常。

（2）治疗

基础治疗：控制血糖、血压、血脂，具体参见冠心病。

针对神经病变治疗：神经修复；抗氧化应激；改善循环。

对症治疗：通常采用以下顺序治疗糖尿病周围神经病变的疼痛症状：甲钴胺和 α 硫辛酸、传统抗惊厥药（丙戊酸钠和卡马西平等）、新一代抗惊厥药（普瑞巴林和加巴喷丁等）、度洛西汀、三环类抗抑郁药（阿米替林、丙咪嗪和新选择性 5- 羟色胺再摄取抑制剂西酞普兰等）。

2. 自主神经病变　目前尚无统一诊断标准，主要根据相应的临床症状和特点及功能检查进行临床诊断，多为排他性诊断。

（1）胃轻瘫：大多数患者并无明显的临床症状，较少患者存在早饱、恶心、呕吐、腹胀等，症状严重程度因人而异，同一患者的症状程度，亦受多方面因素影响，可能与糖尿病自主神经病变导致传入神经通路敏感性降低有关。由于胃排空延迟而致胃潴留，可有反复胃石形成。当并发食管下括约肌压力减低时可出现胃 - 食管反流症状（如反酸、反食、胃灼热等），严重者出现反流性食管炎。MMC 的异常除可导致上述症状外还可引起小肠和结肠排空异常，引起腹痛、便秘或腹泻等症状。

治疗：基础治疗（控制血糖、血压、血脂）参见冠心病。对症：护胃、止呕等。

（2）勃起功能障碍（ED）

问卷诊断：勃起功能国际问卷（ⅡEF-5）评分：根据近 6 个月内的情况评估。总分 > 21 分为正常，≤ 21 分诊断存在 ED。ⅡEF-5 诊断 ED 的敏感度为 98%，特异度为 88%。ⅡEF-5 在国人中的有效性评价正在进行中，以后可能根据国人情况进行修订。

治疗：基础治疗（控制血糖、血压、血脂）参见冠心病。改善循环、营养神经。调整心态：糖尿病患者发生了阳痿，不全是糖尿病所引起的，有些糖尿病患者，因为疾病引起的精神紧张，思想压力很大，生怕爱人会厌恶，心理压力也会造成阳痿。

（四）糖尿病大血管病变管理

1 型糖尿病成人心脑血管病变管理流程见图 3-19。

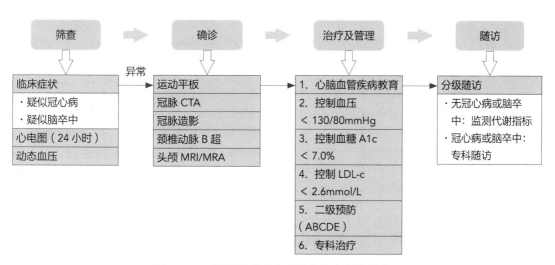

图 3-19　1 型糖尿病成人心脑血管病变管理流程

1. 心血管疾病（以冠心病、心肌梗死为主）

（1）检查方法：心电图、冠状动脉造影、冠状动脉 CTA、主动脉 CTA。

（2）对症治疗：抗血小板聚集；扩冠；预防心律失常，减轻心脏负荷等。

（3）冠心病二级预防策略（ABCDE）

A aspirin 抗血小板聚集（或氯吡格雷）；anti-anginal therapy 抗心绞痛治疗，硝酸酯类制剂；

B beta-blocker 预防心律失常，减轻心脏负荷等；blood pressure control 控制好血压；

C cholesterol lowing 控制血脂水平；cigarettes quitting 戒烟；

D diet control 控制饮食；diabetes treatment 控制血糖；

E education 普及有关冠心病的教育，包括患者及家属；exercise 鼓励有计划的、适当的运动锻炼。

2. 脑血管疾病（以脑卒中为主）

（1）检查方法：颈动脉、椎动脉彩超，头颅 MRI 平扫 + 弥散，经颅多普勒。

（2）基础治疗：控制血糖、血压、血脂，参见冠心病。

（3）对症治疗：改善循环、营养神经，改善脑代谢，改善神经认知，康复锻炼等。

（五）糖尿病周围血管病变管理

1 型糖尿病成人周围血管病变（糖尿病足）管理流程见图 3-20。

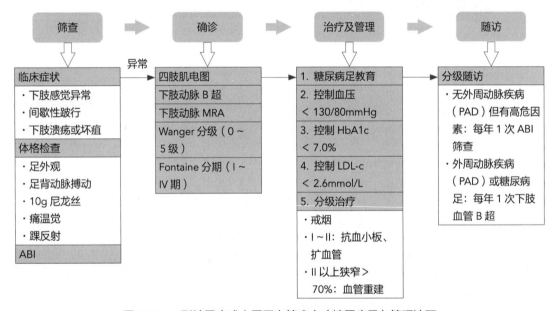

图 3-20　1 型糖尿病成人周围血管病变（糖尿病足）管理流程

1. **检查方法**　颈动脉彩超，踝肱指数检查，双下肢动脉彩超，经皮氧分压。

2. 周围血管病变的诊断步骤（图 3-21）与临床分期。

3. 糖尿病足的临床诊断分级和治疗（图 3-22）。

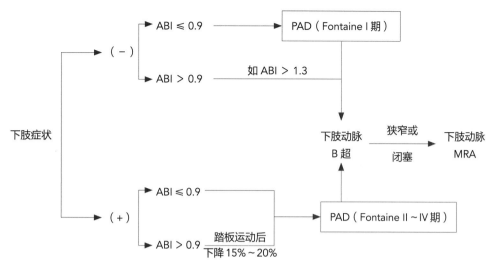

图 3-21　1型糖尿病成人周围血管病变诊断步骤

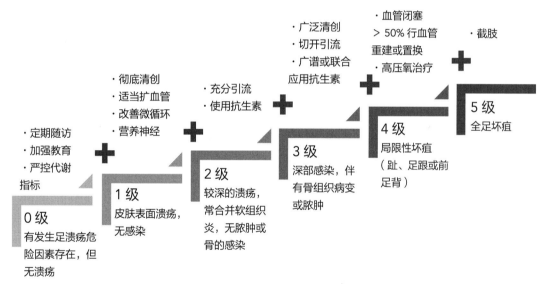

图 3-22　1型糖尿病成人糖尿病足 Wagner 分级及治疗

第四章

1 型糖尿病
妊娠管理路径（分支路径）

1 型糖尿病妊娠管理路径见图 4-1，管理团队包含产科专业医师、内分泌专业医师、患教护士、营养师、心理咨询师。

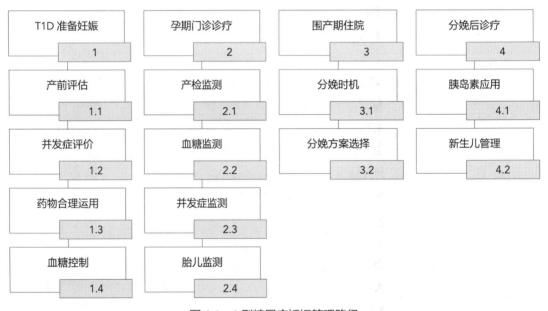

图 4-1　1 型糖尿病妊娠管理路径

路径说明：

（1）孕前几周开始妇产科孕检及指导、同时内分泌科强化代谢控制达标，备孕；

（2）孕早中期糖代谢控制（内分泌代谢科）及指标随访、产检（产科每月随访）；

（3）孕晚期（30～36 周）强化血糖控制（内分泌代谢科）与分娩前评估和准备；

（4）围生期住院：血糖管理（内分泌科）、分娩方案选择（产科）；

（5）分娩后新生儿评估，产后产妇代谢指标随访。

1 型糖尿病准备妊娠

（一）产前评估

1 型糖尿病妇女准备妊娠，需要内分泌门诊和产科门诊协作进行孕前评估。建议所有计划怀孕的 1 型糖尿病妇女，进行孕前咨询，需在计划怀孕前评价是否伴有糖尿病并发症，如糖尿病视网膜病变（diabetic retinopathy，DR）、糖尿病肾病（diabetic nephropathy，DN）及神经病变和心血管疾病等，如果需要，应予治疗后再怀孕。糖尿病慢性并发症在孕期可能加重，需在孕期检查时重新评价。

1. 内分泌评估　血糖控制水平、有无并发症（肾脏病变、眼底病变、神经病变）。

2. 产科评估

（1）血糖控制水平 HbA1C < 7%；

（2）病原学检查 [（TO 即刚地弓形虫（toxoplasma，TOX）；R 即风疹病毒（rubella virus，RV），C 即巨细胞病毒（cytomegalovirus，CMV），H 即单纯疱疹病毒，（herpes simplex virus，HSV，TORCH）]、甲状腺功能、肝肾功能、血脂、血尿常规检查、新柏氏液基细胞学检测（thinprep cytologic test，TCT）、彩超；

（3）阴道分泌物检查等。

（二）糖尿病并发症的评价

1. DR　1 型糖尿病计划妊娠或已妊娠的患者应进行一次眼科检查，并评价可能加重或促使 DR 发展的危险因素。有适应证者如增殖性 DR 者进行预防性激光治疗可减少 DR 病变加重的危险性。整个孕期密切随访眼底变化直至产后 1 年。孕前及孕期良好的血糖控制，可避免病情发展。

2. DKD　妊娠可造成轻度 DKD 患者暂时性肾功能减退。较严重肾功能不全的患者（血清肌酐 > 265μmol/L），或肌酐清除率每分钟 < 50ml/ 1.73m^2，妊娠可对部分患者肾功能造成永久性损害；并且肾功能不全对胎儿的发育存在不良影响，不建议妊娠。DN 肾功能正常者，如果孕期血糖控制理想，对孕妇肾功能影响小。

3. 糖尿病其他并发症，糖尿病神经相关病变包括：胃轻瘫（DGP）、尿潴留及体位性低血压等可进一步增加妊娠期间糖尿病管理的难度。如潜在的心血管疾病未被发现和处理，妊娠可增加患者死亡的风险，应在孕前仔细检查心血管疾病证据并予以处理。有计划怀孕的糖尿病女性心功能应达到能够耐受运动试验的水平。

（三）孕前药物合理应用

孕前糖尿病应停用妊娠期禁忌的药物，如血管紧张素转换酶抑制剂（ACEI），血管紧张素 II 受体拮抗剂（ARB）等。如果孕前应用 ACEI 治疗糖尿病肾病，一旦发现怀孕应停用。孕前或孕期停用后蛋白尿将明显加重,在产前咨询时应告知患者。

1. 糖尿病合并慢性高血压的孕妇,血压目标为:收缩压 110 ~ 129mmHg,舒张压 65 ~ 79mmHg。现有证据早孕期 ACEI、拉贝洛尔、钙离子通道阻滞剂(calcium calcium channel blocker,CCB),均不明显增加致畸作用,可在孕前以及孕期应用。中晚孕期禁忌使用 ACEI 及 ARB。

2. 糖尿病者孕前和孕早期应补充含叶酸及多种维生素。

(四)孕前血糖控制

1. 血糖控制不理想的 1 型糖尿病孕妇早期流产及胎儿畸形风险明显增加,怀孕前后理想的血糖控制可显著减少这种风险,但尚未观察到血糖低于多少就可减少这种风险。

2. 计划怀孕的糖尿病患者应尽量控制血糖至以下水平:A1c < 6.5%(如:应用胰岛素者,可以 < 7%)。

二、妊娠期门诊监测与治疗

(一)产检监测

早孕期:定期门诊随诊,每 2 ~ 3 周 1 次,监测血糖、血脂、A1c、糖化血清白蛋白(glycated albumin,GA)、胰岛素,必要时动态血糖监测。血糖控制不满意与内分泌科共同诊治,妊娠剧吐者注意出入量平衡,避免低血糖,重视临床症状,及时纠正 DKA。

中孕期:定期门诊随诊,每 1 ~ 2 周 1 次,监测血糖、血脂、A1c、GA、胰岛素,必要时动态血糖监测。血糖控制不满意与内分泌共同诊治,及时调整胰岛素用量(增加)。注意监测血糖控制不满意者有无胎儿畸形发生,必要时产前诊断。

晚孕期:定期门诊随诊,每周 1 ~ 2 次,监测血糖、血脂、A1c。加强胎儿监护,重视胎动,警惕胎死宫内。血糖控制不满意与内分泌共同诊治,及时调整胰岛素用量(减少),必要时促胎肺成熟治疗,分娩后监测新生儿及产妇血糖,新生儿低血糖及时转儿科。产后监测血糖、血脂、A1c、GA、胰岛素,内分泌共同诊治。

(二)血糖监测

自我血糖监测(self-monitored blood glucose,SMBG)采用微量血糖仪测定毛细血管全血血糖水平。每日 7 次血糖监测即三餐前半小时、三餐后 2 小时,夜间血糖;血糖控制稳定至少应每周行血糖轮廓试验监测一次,根据血糖监测结果及时调整胰岛素的用量。

连续动态血糖测量(CGM):孕前糖尿病(pregestational diabetes mellitus,PDM)血糖控制不理想或者血糖明显异常的妊娠糖尿病(gestational diabetes mellitus,GDM),需要加用胰岛素者。

孕期血糖控制目标：早孕期血糖控制勿过于严格，以防止低血糖的发生。孕期血糖控制目标：餐前、夜间及空腹血糖 3.3 ~ 5.6mmol/L（60 ~ 99mg/dl），餐后峰值血糖 5.6 ~ 7.1mmol/L（100 ~ 129mg/dl），A1c < 6.0%。

尿酮检测：尿酮体有助于及时发现孕妇摄取碳水化合物或热量不足，也是早期糖尿病酮症酸中毒（DKA）的一个敏感指标，孕妇出现不明原因恶心、呕吐、乏力等不适或者血糖控制不理想时应及时监测。

（三）孕妇并发症的监测

1. 妊娠期高血压的监测 每次孕期检查时应监测血压及尿蛋白，一旦并发子痫前期，按子痫前期原则处理。

2. 羊水过多及其并发症的监测 注意患者的宫高曲线及子宫张力，如宫高增长过快，或子宫张力增大，及时行 B 超检查，了解羊水量。

3. DKA 症状的监测 孕期出现不明原因恶心、呕吐、乏力、头痛甚至昏迷者，注意检查病人的血糖，尿酮体，必要时行血气分析，明确诊断。

4. 感染的监测 注意有无白带增多、外阴瘙痒、尿急、尿频、尿痛等表现，定期行尿常规检测。

5. 甲状腺功能监测 必要时行甲状腺功能检测，了解患者的甲状腺功能。

6. 糖尿病伴有微血管病变合并妊娠者应在妊娠早、中、晚三个阶段进行肾功能、眼底检查和血脂测定。

（四）胎儿监测

1. 胎儿发育的监测 在孕中期应用超声对胎儿进行产前筛查，孕早期血糖未得到控制的 T1D，尤其要注意超声检查中枢神经系统和心脏的发育，有条件者推荐做胎儿超声心动图检查。

2. 胎儿生长速度的监测 孕晚期应 4 ~ 6 周做一次超声检查，监测胎儿发育，尤其注意监测胎儿腹围等。同时，监测羊水量等。

3. 胎儿宫内发育状况的评价 妊娠晚期孕妇应注意监测胎动，需要应用胰岛素或口服降糖药物的糖尿病者，孕 32 周起，每周 1 次无应激试验（non stress test，NST）。可疑胎儿生长受限（fetal growth restriction，FGR）尤其应严密监测。

4. 促胎儿肺成熟 孕期血糖控制不满意以及需要提前终止妊娠者，应在计划终止妊娠前 48 小时，促进胎儿肺成熟。有条件者行羊膜腔穿刺术抽取羊水了解胎儿肺成熟度，同时羊膜腔内注射地塞米松 10mg。

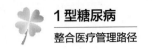

 围生期住院

（一）分娩时机

1. 1型糖尿病，如果血糖控制良好，无母、儿并发症的情况下，严密监测，孕39周后终止妊娠；血糖控制不满意者或者出现母、儿并发症，及时收入院密切监测母、儿并发症，终止妊娠时机采取个体化处置。

2. 1型糖尿病伴发微血管病变者，或者以往有不良产史者，在严密监护下，终止妊娠时机需要采取个体化处置。

（二）分娩方式

糖尿病本身不是剖宫产的指征，决定阴道分娩者，应制定产程中分娩计划，产程中密切监测孕妇血糖、宫缩、胎心变化，避免产程过长。

选择性剖宫产手术指征：糖尿病伴严重微血管病变及其他产科指征。孕期血糖控制不好，胎儿偏大尤其估计胎儿体重在4250g以上者或既往有死胎、死产史者，应适当放宽剖宫产指征。

 分娩后诊疗

（一）产后胰岛素的应用

产后血糖控制目标以及胰岛素的应用，参照非孕期血糖控制标准。

1. 剖宫产术后禁食或未能恢复正常饮食期间，予静脉输液，胰岛素与葡萄糖比例为1:4~6，同时监测血糖水平及尿酮体，根据检测结果决定是否应用并调整胰岛素的用量。

2. 一旦恢复正常饮食，及时行血糖监测。血糖明显异常者，应用胰岛素皮下注射，根据血糖水平调整剂量，所需胰岛素的剂量往往较孕期明显减少。

3. 鼓励母乳喂养。产后母乳喂养可以减少胰岛素应用，同时，后代发生糖尿病风险下降。

（二）新生儿管理

1. 新生儿生后易出现低血糖，动态监测血糖变化以便及时发现低血糖。建议出生后30分钟内进行末梢血糖测定。

2. 新生儿均按高危儿处理，注意保暖和吸氧等。

3. 提早喂糖水、开奶，必要时10%的葡萄糖缓慢静脉点滴。

4. 常规检查血红蛋白、血钾、血钙及镁、胆红素。

5. 密切注意新生儿呼吸窘迫综合征的发生。

第五章

1 型糖尿病
营养治疗路径

 1 型糖尿病儿童的营养治疗路径

首次入院的 1 型糖尿病儿童营养治疗路径见图 5-1，非首次入院的 1 型糖尿病儿童营养治疗路径见图 5-2。

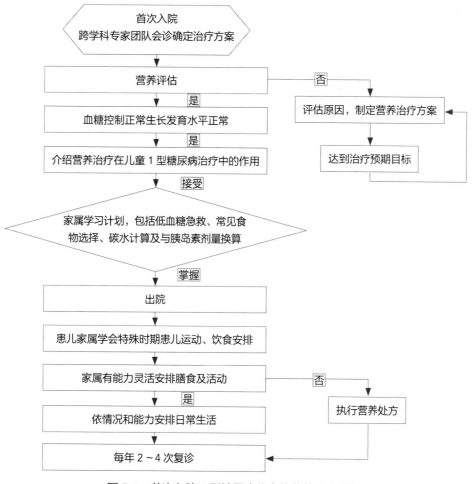

图 5-1　首次入院 1 型糖尿病儿童的营养治疗路径

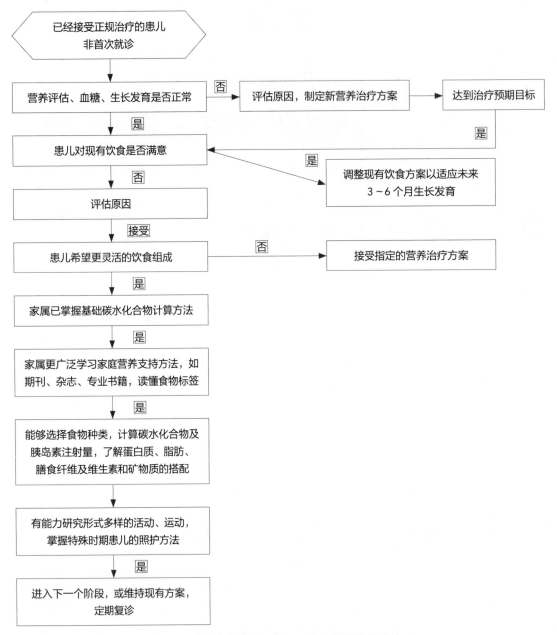

图 5-2　非首次入院 1 型糖尿病儿童的营养治疗路径

 1 型糖尿病成人的营养治疗路径

　　1 型糖尿病成人第一阶层的营养治疗路径见图 5-3，1 型糖尿病成人第二阶层的营养治疗路径见图 5-4。

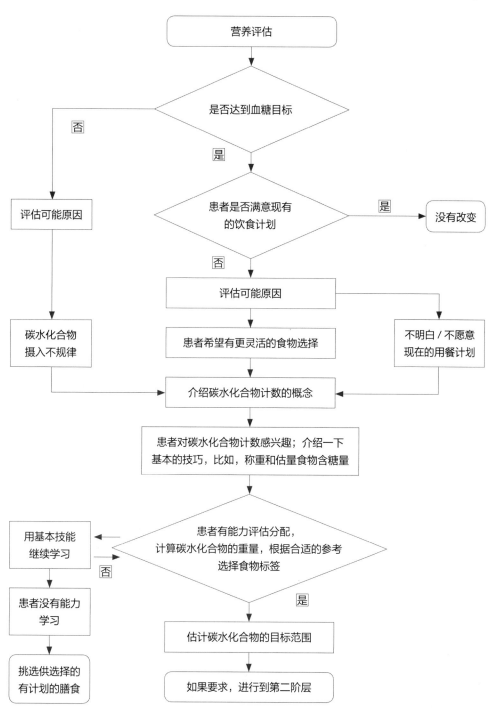

图 5-3　1型糖尿病成人第一阶层的营养治疗路径

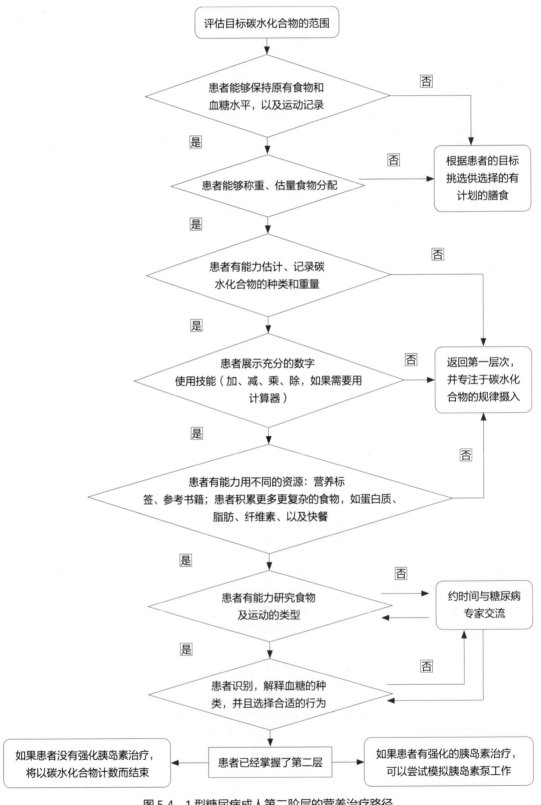

图 5-4　1型糖尿病成人第二阶层的营养治疗路径

三、食谱设计

（一）原则

1. **评价（assesssment）** 对患者日常膳食方式和食物摄入频率进行评价。

2. **询问（ask）** 通过询问进一步了解患者的信念，对改变不良生活方式的障碍。

3. **劝告（advice）** 对患者进行指导，鼓励从小量开始，从成功中树立信心。

4. **随访（arrangement）** 为了加强依从性，要定期随访，巩固已获得的成果，并设定下一目标。

（二）膳食营养处方制定步骤

1. **评估** 包括营养问题和诊断，即通过膳食回顾法或食物频率问卷，了解、评估每日摄入的总能量、膳食所含的碳水化合物、脂肪、饱和脂肪、钠盐和其他营养素摄入水平；饮食习惯和行为方式；身体活动水平和运动功能状态；以及体格测量和适当的生化指标。

2. **制定个体化膳食营养处方** 根据评估结果，针对膳食和行为习惯存在的问题，制定个体化膳食营养处方。

3. **膳食指导** 根据营养处方和个人饮食习惯，制定食谱；健康膳食选择；指导行为改变，纠正不良饮食行为。

4. **营养教育** 对患者及其家庭成员，使其关注自己的膳食目标，并知道如何完成它；了解常见食物中碳水化合物、血糖指数/血糖负荷、盐、脂类和水分的含量，各类食物营养价值，《中国居民膳食指南》，食品营养标签等。

5. **举例说明** 成人1型糖尿病患者营养处方制定。

【案例】邓先生，30岁，身高178cm，体重58kg，某公司职员，1型糖尿病史11年，高血压病史1年，服用降压药物5年。注射胰岛素采用基础胰岛素+餐时胰岛素，外出进餐较多，吸烟10支/日。生活不规律，睡眠较差。血糖控制一般，偶有低血糖发生，尚未发现明显的心脑血管疾病及肾脏并发症。

（三）注意事项

将行为改变模式与贯彻既定膳食方案结合起来。膳食指导和生活方式调整应根据个体的实际情况考虑可行性，针对不同危险因素进行排序，循序渐进，逐步改善。

1. **了解基本病情** 询问现病史，测量血糖；与血压相关的其他并发症，血脂、心功能、肾功能等；了解与营养相关的并发症发生危险因素（如甜食、精神压力、外出进餐、饮酒、睡眠等）。

2. 了解患者饮食和行为，评估目前膳食营养状况和身体活动水平。

内容包括但不限于：

（1）询问饮食习惯和喜好。

（2）每日吃几餐（包括加餐）。

（3）主食摄入量。

（4）蔬菜、水果摄入情况。

（5）肉蛋、奶制品（全脂或脱脂）摄入情况。

（6）烹调油脂、坚果类摄入情况。

（7）家庭调味品（食盐、酱油、鸡精、味精、腌制品等的摄入情况）。

（8）外出进餐的频率。

（9）饮酒的习惯，计算每日酒精摄入量（不可忽略的能量摄入）。

（10）身体活动情况，目前身体活动水平在什么阶段。

（11）吸烟的时间、年限，是否准备戒烟（对于控制血压的益处）。

3. 制定膳食营养处方（以前文邓先生为例）

（1）计算标准体重：身高（cm）－105。178－105=73kg，实际体重为58kg，低于标准体重20%，属消瘦。身体活动水平低。

（2）计算每天能量摄入量：按每天 30～35kcal/kg 体重计算每日总能量：73×（30～35）=2190～2555kcal。

估计每日需要碳水化合物数量（表5-1）：总能量 45%～60%，约270g。

表 5-1　一日食物名称及碳水化合物计数

碳水化合物计划摄入量	食物及交换份数量	碳水化合物实际摄入量 /g	能量 /kcal	蛋白质 /g
早餐 60g	牛奶 240ml	12	150	8
	主食类 40g	30	140	4
	燕麦片 20g	15	70	2
	鸡蛋 1 个	0	75	7
	蔬菜少许	2.5	13	0.5
加餐 30g	蔬菜 300g	15	75	3
	主食类 20g	15	70	2
午餐 60g	主食类 70g	53	245	7
	肉类 70g	0	150	14
	蔬菜 200g	10	50	2
	油脂类 10g	0	90	0

续表

碳水化合物计划摄入量	食物及交换份数量	碳水化合物实际摄入量 /g	能量 /kcal	蛋白质 /g
加餐 30g	水果 150g	15	60	0
	主食类 20g	15	70	2
晚餐 60g	主食类 70g	53	245	7
	豆类豆腐 160g	4	150	14
	蔬菜 200g	10	50	2
	油脂类 10g	0	90	0
加餐 30g	低脂牛奶 240ml	12	150	7
	主食类 20g	15	70	2
小计		276.5	2013	83.5

四、 生活方式教育

（1）饮食尽量清淡少盐，肥肉、油炸油煎食品尽量少吃；严格控制猪牛羊肉和火腿等畜肉摄入，可选禽肉，增加鱼类摄入。

（2）严格限制高钠食品的摄入，每天的食盐摄入量不超过 5g；除了注意食盐和酱油限量外，应特别注意鸡精、味精、饮料、罐头等含钠高的食品；尽量少吃或不吃加工食品。

（3）增加日常蔬菜、水果和奶制品摄入，尤其是绿叶菜，各种水果以及根茎蔬菜（如橘子、甜菜、菠菜、马铃薯和香蕉），低脂乳制品，豆类和坚果类，以增加钾、钙、镁摄入。

（4）戒酒。如果不能戒掉，严格控制饮酒量，白酒一天不超过 50ml，或葡萄酒250ml，或啤酒 750ml。

（5）调整工作压力，生活放松。这有利于睡眠的改善，并协助控制血压。

（6）建议戒烟。评估戒断症状和戒断意愿。

（7）增加日常身体活动，坚持运动锻炼，每天步行或快走 30 ~ 40 分钟，每周 5 ~ 7 天。

五、 营养教育

对患者进行食物营养教育，健康膳食选择；会看食物营养标签；认识高盐食物，知道如何避免过高的盐摄入量；认识运动的好处，减肥的重要性等。注意监测血压，并跟踪

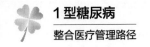

反馈。

营养教育指导内容：

（1）掌握他们所关心食物的最佳选择方案；

（2）了解摄入不同食物对胰岛素剂量的影响；

（3）了解适合自己的营养解决方案；

（4）了解不同胰岛素制剂对饮食生活的影响；

（5）加餐进食和睡前加餐的原则；

（6）低血糖的预防与饮食治疗；

（7）血糖指数与血糖负荷对血糖控制的影响；

（8）掌握食品标签和碳水化合物计数法；

（9）饮食如何避免心血管并发症发生；

（10）如何用营养观念应对社交场合。

第六章

患者资料采集表

一、患者信息索引表

1. 患者姓名: _____
2. 患者姓名首字母: _____
3. 患者编号: _____
4. 患者身份信息证明（单选，请勾选后填写证件号码）
   - 身份证号码: _____
   - 户口本: _____
   - 出生证明: _____
   - 护照号号码: _____
5. 患者联系手机: _____
6. 患者联系固定电话: _____
7. 监护人姓名（青少年儿童患者填写）: _____
8. 监护人联系手机（青少年儿童患者填写）: _____
9. 患者紧急联系人姓名: _____
10. 患者紧急联系人手机: _____
11. 患者联系地址（可选）: _____

二、原始病例记录表及数据库

表 6-1　入组登记内容 1/3：适用于所有患者

1. **基线信息收集时间**（YYYYMMDD）_____年/_____月/_____日
2. **人口学资料** 　A. 性别,单选(勾选)：○ 男　　○ 女 　B. 出生地：_____省_____市_____县(区) 　C. 出生日期(YYYYMMDD)：_____年/_____月/_____日；入组年龄_____岁(自动计算) 　D. 民族：_____

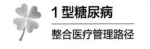
E. 居住地住址：_____省_____市_____县(区)

F. 文化程度(单选)：
○ 小学及以下 　　○ 初中 　　○ 高中/技校/中专 　　○ 大专/大学
○ 硕士/博士及以上

G. 家庭成员(父母、监护人或者夫妻一方)最高文化程度(单选)：
○ 小学及以下 　　○ 初中 　　○ 高中/技校/中专 　　○ 大专/大学
○ 硕士/博士及以上

H. 患者(父母、监护人或者夫妻一方)职业(单选)：
○ 学生 　　　　　○ 公务员或事业职员 　　○ 国有企业职工
○ 外企/私营/合资企业职工 　　○ 私营企业业主或个体工商户
○ 离退休 　　○ 家务 　　○ 城乡无业/失业 　　○ 其他(请列出)_____

I. 家庭人口数_____人

J. 患者月收入_____元(人民币)

K. 家庭月收入_____元(人民币)

3. 起病时资料

A. 糖尿病诊断日期(YYYYMM)：_____年/_____月

B. 开始胰岛素治疗的日期(YYYYMM)：_____年/_____月

C. 起病时身高：_____cm；体重：_____._____kg；BMI：_____._____ [BMI=(体重 kg)/(身高 m)^2]

D. 起病时有无症状(可多选)：
○ 无症状 　　　　○ 有症状,口干 　　　○ 有症状,多饮
○ 有症状,多尿 　○ 有症状,多食 　　　○ 有症状,体重减轻
○ 有症状,呕吐 　○ 有症状,夜尿 　　　○ 有症状,合并感染

E. 起病时指血血糖：_____._____mmol/L(请选择：○ 空腹 　　○ 随机)

F. 起病时糖化血红蛋白：_____._____%

G. 起病时有无酮症： 　　　　　○ 无 　　　○ 有

H. 起病时有无酮症酸中毒： 　　○ 无 　　　○ 有

I. 起病时有无住院： 　　　　　○ 无 　　　○ 有

4. 家族史

A. 患者家族中有无1型糖尿病患者,如有,与患者关系(可多选)：
○ 无 　　　　○ 有,父 　　　○ 有,母 　　　○ 有,兄弟
○ 有,姐妹 　○ 有,祖父 　　○ 有,祖母 　　○ 其他,请说明

B. 患者家族中有无2型糖尿病患者,如有,与患者关系(可多选)：
○ 无 　　　　○ 有,父 　　　○ 有,母 　　　○ 有,兄弟
○ 有,姐妹 　○ 有,祖父 　　○ 有,祖母 　　○ 其他,请说明

C. 患者家族中有无其他类型糖尿病患者,如有,与患者关系(可多选)：
○ 无 　　　　○ 有,父 　　　○ 有,母 　　　○ 有,兄弟
○ 有,姐妹 　○ 有,祖父 　　○ 有,祖母 　　○ 其他,请说明

5. 其他疾病史

A. 有无伴随疾病：(有,可多选)
○ 无
○ 有,起病时间(YYYYMM)：_____年/_____月,请选择
　○ 甲亢 　　　　○ 甲减
　○ 胰腺炎 　　　○ 有其他,请说明_____

B. 有无糖尿病肾病:(有,可多选)

○ 无

○ 有,起病时间(YYYYMM):_____年 / _____月,请选择

   ○ 微量白蛋白尿   ○ 大量蛋白尿   ○ 肾小球滤过率 < 60ml/ 分钟

   ○ 肾功能衰竭,需要透析治疗   ○ 肾移植

C. 有无糖尿病视网膜病变:

○ 无

○ 有,起病时间(YYYYMM):_____年 / _____月,请选择:

   ○ 非增殖性糖尿病视网膜病变   ○ 增殖性糖尿病视网膜病变

   ○ 糖尿病视网膜病变接受治疗,包括激光、玻璃体切除术等

D. 有无糖尿病病足:○ 无   ○ 有,起病时间(YYYYMM):_____年 / _____月

E. 有无外周神经病变:○ 无   ○ 有,起病时间(YYYYMM):_____年 / _____月

F. 有无其他糖尿病相关合并症:○ 无   ○ 有其他,请说明_____,起病时间(YYYYMM):

_____年 / _____月

6. 急性并发症病史:如无填写 0

A. 过去一年,酮症酸中毒的频率_____次 / 年

B. 发生酮症酸中毒有无诱因:○ 无   ○ 有

C. 过去一年,发生严重低血糖的频率_____次 / 年(严重低血糖事件定义为需要他人帮助摄入碳水化合物、注射胰高糖素或采用其他的复苏治疗,或血糖值低于 2.8mmol/L)

D. 过去一年发生低血糖的频率_____次 / 年(低血糖定义为有典型的低血糖症状或血糖低于 3.9mmol/L,受试者自行摄入碳水化合物后迅速恢复)

7. 胰岛素治疗方案

A. 每日基础胰岛素总量_____IU;每日餐时胰岛素总量_____IU;每日预混胰岛素用量_____IU;以上合计每日胰岛素总量_____IU(自动计算)

B. 胰岛素疗法方案(单选):

○ 胰岛素泵疗法 CSII

○ 每日多针胰岛素治疗 MDI(基础加餐时胰岛素,3 针或以上)

○ 非强化胰岛素治疗(包括预混胰岛素,每日 1 ~ 3 针注射)

C. 使用胰岛素类型(可多选):

○ 中效胰岛素   ○ 长效人胰岛素类似物   ○ 短效动物胰岛素

○ 短效人胰岛素   ○ 速效人胰岛素类似物   ○ 预混人胰岛素

○ 预混人胰岛素类似物   ○ 其他;请注明_____

D. 是否使用口服降糖药治疗:

○ 否

○ 是,可多选

○ 二甲双胍,剂量_____(请选择 ○mg   ○g)/ 月

○ 阿卡波糖,剂量_____(请选择 ○mg   ○g)/ 月

○ 其他,请注明_____,剂量_____(请选择 ○mg   ○g)/ 月

8. 最近一次检测结果

A. 日期(YYYYMMDD):_____年 / _____月 / _____日

B. 身高:_____cm

C. 体重:_____ . _____kg

D. 平均血压:_____ / _____mmHg(收缩压 / 舒张压)

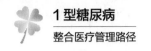

E. 糖化血红蛋白：_____ . _____%；

F. 甲状腺功能：TSH _____ . _____（下拉菜单 μIU/ml，mIU/L）；FT3 _____ . _____（下拉菜单 pg/ml，pmol/L）；FT4 _____ . _____（下拉菜单 pg/ml，pmol/L）；TPO-Ab _____ . _____（μIU/ml）；TG-Ab _____ . _____（μIU/ml）

G. 尿 ACR（尿白蛋白 / 肌酐比值）_____ mg/mmol（儿童病史 5 年以上执行）；eGFR（肾小球滤过率）_____ ml/ 分钟 [注：MDRD 公式：eGFR=170 × Scr $^{-0.999}$ × 年龄 $^{-0.176}$ × 尿素氮 $^{-0.170}$ × 血清白蛋白 ×1（男性）或 0.762（女性）]

H. 眼底结果：
　　○ 正常　　　　　○ 非增殖性糖尿病视网膜病变　　　　　○ 增殖性糖尿病视网膜病变

I. C- 肽水平：空腹_____ . _____ nmol/L；餐后 2 小时 _____ . _____ nmol/L

J. 糖尿病相关抗体（检验方法：_____）

K. 谷氨酸脱羧酶抗体（GAD-ab）：
　　○ 未测　　　　○ 阴性　　　　○ 阳性　　　　○ 其他，请注明_____

L. 胰岛素自身抗体（IAA）：
　　○ 未测　　　　○ 阴性　　　　○ 阳性　　　　○ 其他，请注明_____

M. 酪氨酸磷酸酶蛋白（IA-2A）：
　　○ 未测　　　　○ 阴性　　　　○ 阳性　　　　○ 其他，请注明_____

N. 锌转运蛋白 8（ZnT8）：
　　○ 未测　　　　○ 阴性　　　　○ 阳性　　　　○ 其他，请注明_____

9. 自我管理能力

A. 自我血糖监测频率：_____ 次 / 周

B. 连续动态血糖监测频率：_____ 次 / 年

C. 糖化血红蛋白监测频率：_____ 次 / 年

D. 参加糖尿病相关教育频率：_____ 次 / 年

E. 在过去 12 个月内患者或家庭接受糖尿病 1 对 1 教育频率：_____ 次 / 年
　 在过去 12 个月内患者或家庭接受糖尿病小组教育频率：_____ 次 / 年

F. 在过去 12 个月内患者或家庭接受的糖尿病教育内容，包括以下哪些方面（多选及患者自评掌握程度，1- 不了解，2- 了解一点，3- 初级，4- 熟悉还需学习，5- 掌握并能自我管理）：

○ 被评估人，可多选	○ 患者	○ 监护人			
○ 什么是糖尿病	（○ 1	○ 2	○ 3	○ 4	○ 5）
○ 胰岛素调整	（○ 1	○ 2	○ 3	○ 4	○ 5）
○ 药物管理	（○ 1	○ 2	○ 3	○ 4	○ 5）
○ 体力活动	（○ 1	○ 2	○ 3	○ 4	○ 5）
○ 血糖监测	（○ 1	○ 2	○ 3	○ 4	○ 5）
○ 急性并发症，如低血糖和 DKA	（○ 1	○ 2	○ 3	○ 4	○ 5）
○ 预防长期并发症	（○ 1	○ 2	○ 3	○ 4	○ 5）
○ 生病期间管理	（○ 1	○ 2	○ 3	○ 4	○ 5）
○ 糖尿病管理目标设定	（○ 1	○ 2	○ 3	○ 4	○ 5）
○ 生活方式调整	（○ 1	○ 2	○ 3	○ 4	○ 5）
○ 营养管理	（○ 1	○ 2	○ 3	○ 4	○ 5）
○ 心理调整和应对日常生活	（○ 1	○ 2	○ 3	○ 4	○ 5）

G. 在过去 12 个月内接受的专业糖尿病教育内容由谁提供（可多选）：
　　○ 内分泌医生　　　　○ 护士　　　　　　○ 营养师　　　　　　○ 心理咨询师
　　○ 运动师　　　　　　○ 其他糖尿病患者　　○ 自学为主　　　　　○ 父母或者家人提供
　　○ 其他，请描述_____

10. 心理健康评估(EQ-5D-3L)- 让患者或者监护人描述入组当天的健康状态的最佳选项

A. 被评估人,可多选: ○ 患者　　　　○ 监护人

B. 活动力:

　　○ 我没有任何步行问题

　　○ 我有一定的步行问题

　　○ 我只能卧床

C. 自我照顾能力:

　　○ 我在自我保健方面没有任何问题

　　○ 我在自己洗澡或穿衣服方面有一定问题

　　○ 我不能给自己洗澡或穿衣服

D. 日常活动能力(例如工作,学习,家务劳动,家庭或休闲活动):

　　○ 我在进行日常活动时没有任何问题

　　○ 我在进行日常活动时有一定问题

　　○ 我不能进行日常活动

E. 疼痛 / 不适:

　　○ 我没有任何疼痛或不适

　　○ 我有中等疼痛或不适

　　○ 我有严重疼痛或不适

F. 焦虑 / 抑郁:

　　○ 我没有焦虑或抑郁

　　○ 我有中等程度焦虑或抑郁

　　○ 我有严重程度焦虑或抑郁

11. 营养治疗管理

A. 每日能保证 3 餐都正常按时进食吗?　　　　　　　　　○ 是　　○ 否

B. 除三餐外,您还有吃零食的习惯吗?　　　　　　　　　○ 是　　○ 否

C. 是否经常饮酒(每周 2 次或更多)?　　　　　　　　　○ 是　　○ 否

D. 是否经常补充一些营养保健品?　　　　　　　　　　　○ 是　　○ 否

E. 常(每周 2 次或更多)在饭店吃饭(或外卖食品)?　　○ 是　　○ 否

F. 常(每周 2 次或更多)吃油炸或油煎食物(薯片)?　　○ 是　　○ 否

G. 您的口味偏咸吗?　　　　　　　　　　　　　　　　　○ 很淡　○ 一般　○ 咸

H. 常(每周 3 次或更多)吃动物内脏 / 烧烤吗?　　　　　○ 是　　○ 否

I. 经常吃大量水果吗? (每天超过 3 ~ 4 个或 1kg)　　　○ 是　　○ 否

J. 经常吃甜食吗? (甜点心、饮料、糖块)(每周 3 次或更多)　○ 是　　○ 否

K. 经常吃粗粮吗? (每周 3 次或更多)　　　　　　　　　○ 是　　○ 否

L. 平均每天吃主食(生重)　　○ < 3 两　　　○ 3 ~ 4 两　　　○ 5 ~ 7 两　　　○ > 7 两

M.注射餐时胰岛素时,是否根据估算饮食计算胰岛素剂量　○ 是　　○ 否

N. 是否经常(> 2 次 / 日)因为出现低血糖而进餐　　　　○ 是　　○ 否

O. 是否接受过医院营养师的个体化指导　　　　　　　　　○ 是　　○ 否

　　○ 如果是:_____ 次 / 年

12. 基本经济负担(与疾病相关)

A. 家庭年收入_____元 / 年(人民币)

B. 医疗保障(可多选):

○ 无　　　　　○ 城镇职工基本医疗保险　　　　○ 城镇居民基本医疗保险

○ 公费医疗 / 劳保医疗　　　○ 新型农村合作医疗　　　　○ 商业医疗保险

○ 其他(请列出)_____

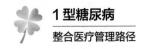

C. 过去一年因 1 型糖尿病及其并发症住院发生的总费用_____元 / 年(人民币)

  1) 因意外高 / 低血糖而急诊的次数:_____次 / 年

  2) 住院次数:_____次 / 年

  3) 医院等级:○ 三级   ○ 二级   ○ 一级   ○ 社区医院

  4) 住院原因:_____

  5) 住院科别:_____

  6) 住院天数:_____

  7) 住院总费用_____元 / 年

  8) 住院总费用中自付费用_____元 / 年(不包括医保个人账户支付部分)

  9) 因住院,所产生的交通费用(包括患者和家属)_____元 / 年

  10) 如在职,患者因住院就诊请假总天数_____(天)

  11) 因住院,家属(在职)因就诊请假陪护您的天数_____(天)

  12) 因住院,家属(非在职)因就诊陪护您的天数_____(天)

D. 过去一年因 1 型糖尿病及其并发症门诊发生的总费用_____元 / 年(人民币)

  1) 门诊次数:_____次 / 年

  2) 医院等级:○ 三级   ○ 二级   ○ 一级   ○ 社区医院

  3) 门诊原因:○ 配药   ○ 常规复查   ○ 其他

  4) 门诊挂号科别:_____

  5) 门诊总费用_____元 / 年

  6) 门诊总费用中自付费用_____元 / 年(不包括医保个人账户支付部分)

  7) 因门诊,所产生的交通费用(包括患者和家属)_____元 / 年

  8) 如在职,患者因住院就诊请假总天数_____(天)

  9) 因门诊,家属(在职)因就诊请假陪护您的天数_____(天)

  10) 因门诊,家属(非在职)因就诊陪护您的天数_____(天)

E. 过去一年因 1 型糖尿病及其并发症发生的自我管理费用_____元 / 年(人民币)

  1) 自我血糖监测费用_____元 / 月(人民币)(如血糖仪、试纸等)

  2) 胰岛素药品的费用_____元 / 月(人民币)(可以通过胰岛素总量和类别计算)

  3) 胰岛素注射相关设备的费用_____元 / 月(人民币)(如胰岛素笔、胰岛素泵等)

  4) 胰岛素注射相关耗材的费用_____元 / 月(人民币)(如针头、输注管路等)

  5) 零售药店购药费用_____元 / 月

  6) 每月因该病增加的营养保健品费用_____元 / 月

  7) 每月因该病到零售药店购药增加的交通费用_____元 / 月

  8) 每月支付的因该病雇人照顾您的费用_____元 / 月

  9) 如在职,每月患者因该病而请假的时间(不包括因该病而门诊和住院)_____(天)

  10) 每月家属(在职)因您患该病而请假在家陪护您的时间(不包括陪您就诊和住院)_____(天)

表 6-2　入组登记内容 2/3:适用于所有 18 岁以下儿童青少年患者(为增加项)

13. 儿童组管理

  A. 患者(父母、监护人或者夫妻一方)职业(单选):

    ○ 学生   ○ 公务员或事业职员   ○ 国有企业职工   ○ 外企 / 私营 / 合资企业职工

    ○ 私营企业业主或个体工商户   ○ 离退休   ○ 家务

    ○ 城乡无业 / 失业   ○ 其他(请列出)_____

  B. 起病初期是否有儿童夜尿症状: ○ 否   ○ 是

  C. 父亲身高:_____cm

D. 母亲身高：_____cm

E. 发育检查 Tanner 分期：

○ 青春早期(Tanner I-II 期)　　　○ 青春中期(Tanner Ⅲ - Ⅳ期)　　　○ 青春晚期(Tanner Ⅴ 期)

F. 发育检查阴毛：　　○ 否　　○ 是

G. 发育检查阴毛：　　○ 否　　○ 是

H. 发育检查乳房发育阶段：○I　　○ Ⅱ　　○ Ⅲ　　○ Ⅳ　　○ Ⅴ

I. 睾丸体积(适用男性)：右_____ml,左_____ml,○ 不适用儿童成长发育期

J. 月经初潮时间(YYYYMM)：_____年 / _____月

K. 过去一年慢性并发症筛查(眼)：_____次 / 年

L. 过去一年并发症筛查(肾脏)：_____次 / 年

M. 过去一年并发症筛查(外周神经)：_____次 / 年

N. 过去一年血脂监测频率：_____次 / 年

O. 过去一年甲状腺功能及自身免疫抗体频率：_____次 / 年

P. 未成年患者家属监督：_____次 / 周

表 6-3　入组登记内容 3/3：适用于所有计划或妊娠患者（增加项）

14. 妊娠组管理(18 岁及以上的女性,计划或曾妊娠入组增加项)

A. 患者妊娠状态：

○ 1 年内无妊娠计划　　　○ 计划 1 年内妊娠　　　○ 怀孕中

○ 已生育　　　○ 其他

B. 基本情况,可多选填写：

○ 结婚_____岁

○ 孕妇自身出生体重_____g

○ 孕前体重_____ . _____kg

○ 丈夫年龄_____岁

○ 丈夫身高_____cm

○ 丈夫体重_____ . _____kg

C. 孕前体力劳动情况,请选择：○ 轻度强度　　　○ 中度强度　　　○ 重度强度

D. 以往本人是否有不孕症,请选择：

○ 无　　　○ 有,原发　　　○ 有,继发,病程_____年

E. 妊娠基本情况,可多选填写：

○ 孕次_____次

○ 产次_____次

○ 本次妊娠首次产检时间(YYYYMMDD)：_____年 / _____月 / _____日

○ 在本院开始检查治疗时间(YYYYMMDD)：_____年 / _____月 / _____日

F. 怀孕情况,可多选填写：

○ 巨大儿分娩史

○ 自然流产史,次数_____,孕周_____

○ 早产,次数_____,孕周_____

○ 死胎,次数_____,孕周_____

○ 死产

○ 胎儿畸形

G. 末次月经(YYYYMMDD)：_____年 / _____月 / _____日

H. 校正预产期(YYYYMMDD)：_____年 / _____月 / _____日

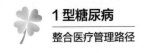
I. 产检体重变化：

○D1 首次产检（YYYYMMDD）：_____年/_____月/_____日,体重_____._____kg

○D2 产检：_____年/_____月/_____日,体重_____._____kg

○D3 产检：_____年/_____月/_____日,体重_____._____kg

○D4 产检：_____年/_____月/_____日,体重_____._____kg

○D5 24～28周时产检：_____年/_____月/_____日,体重_____._____kg

○D6 产检：_____年/_____月/_____日,体重_____._____kg

○D7 产检：_____年/_____月/_____日,体重_____._____kg

○D8 产检：_____年/_____月/_____日,体重_____._____kg

○D9 分娩前一周内产检：_____年/_____月/_____日,体重_____._____kg

J. 一般体检信息：

○ 乙肝表面抗原,请选择：　　○ 阴性　　　○ 阳性

○ 阴道念珠菌感染,请选择：　○ 阴性　　　○ 阳性

K. 孕期血红蛋白情况：

○ 孕早期血红蛋白_____g/L,检测时间_____年/_____月/_____日

○ 孕中期血红蛋白_____g/L,检测时间_____年/_____月/_____日

○ 孕晚期血红蛋白_____g/L,检测时间_____年/_____月/_____日

L. 血脂检测时间及具体值（mmol/L）

○ _____年/_____月/_____日；CHOL_____,TG_____, HDL-c_____,
LDL-c_____

○ _____年/_____月/_____日；CHOL_____,TG_____, HDL-c_____,
LDL-c_____

○ _____年/_____月/_____日；CHOL_____,TG_____, HDL-c_____,
LDL-c_____

M. 妊娠合并症情况,可多选：

○ 无

○ 心血管系统,请选择：　○ 高血压　　　○ 冠心病　　　○ 心律失常　　　○ 心瓣膜病

○ 消化系统,请选择：　　○ 慢性胃炎　　○ 慢性肝炎　　○ 肝硬化
　　　　　　　　　　　　○ 脂肪肝　　　○ 消化性溃疡

○ 呼吸系统,请选择：　　○ 慢支　　　　○ 支扩　　　　○ 慢性阻塞性肺气肿
　　　　　　　　　　　　○ 肺结核　　　○ 哮喘病

○ 内分泌系统,请选择：　○ 亚临床甲减　○ 甲减　　　　○ 甲亢

○ 泌尿系统,请选择：　　○ 慢性肾炎　　○ 肾囊肿　　　○ 肾小球疾病　　○ 肾结石

○ 血液系统,请选择：　　○ 特发性血小板减少性紫癜　　○ 贫血（○ 缺铁性　　○ 地中海
○ 巨幼）

○ 结缔组织病系统性红斑狼疮,请选择：　　○ 类风湿性关节炎　　○ 抗磷脂抗体综合征

N. 分娩信息,分娩日期（YYYYMMDD）：_____年/_____月/_____日

O. 孕产妇结局,请选择：

○ 无并发症

○ 产时并发症（请列举_____、_____、_____）

○ 死亡（原因_____）

P. 分娩方式,请选择：

○ 顺产　　　○ 剖宫产　　　○ 产钳　　　○ 其他（胎吸助产,臀助产,臀牵引等）

Q. 如剖宫产,则剖宫产指征_____、_____、_____（具体填写,若为社会因素,则填写S）

R. 胎盘重量_____g；脐带长度_____cm

S. 孕产妇并发症,可多选:
- ○ 无
- ○ 妊娠期高血压疾病
- ○ 妊娠期高血压,请选择:○ 轻度 PE　　○ 重度 PE　　○ 子痫　　○HELLP
- ○ 胎膜早破,请选择:　○ < 24 小时　○ 24 ~ 48 小时　○ > 48 小时(破水至分娩时间)
- ○ 胎儿生长异常,请选择:○ 胎儿生长受限　○ 巨大儿
- ○ 胎儿窘迫
- ○ 妊娠时限异常,请选择:○ 早产　　　○ 过期妊娠
- ○ 产前出血,请选择:　○ 前置胎盘　　○ 胎盘早剥　　○ 前置血管
  　　　　　　　　　　○ 胎盘边缘血窦破裂
- ○ 羊水量异常,请选择:　○ 羊水过多　　○ 羊水过少
- ○ 产程异常
- ○ 肩难产
- ○ 产后出血
- ○ 羊水栓塞
- ○ 感染,请选择:　　　○ 阴道念珠菌病
- ○ 泌尿系感染　　○ 绒毛膜羊膜炎
- ○ 妊娠期肝内胆汁淤积症

T. 新生儿胎数,请选择:
- ○ 单胎　　　　○ 多胎,胎儿数＿＿＿＿个

U. 新生儿 1 信息,请选择填写:
- ○ 新生儿体重 ＿＿＿＿g
- ○ 新生儿性别,请选择:　　　○ 0 女　　　○ 1 男
- ○ 新生儿结局,请选择:
  - ○ 正常　　　○ 并发症　　　○ 畸形,为＿＿＿＿
  - ○ 死亡(死亡原因 ＿＿＿＿)
- ○ 若新生儿 1 有并发症,请多选以下项目:
  - ○ 低血糖
  - ○ 黄疸(高胆红素血症)
  - ○ 产伤
  - ○ 新生儿呼吸窘迫综合征
  - ○ 低血钙
  - ○ 低血镁
- ○ 脐血 C 肽:＿＿＿＿ . ＿＿＿＿μg/L
  - ○ 新生儿转儿科　　　○ 0 否　　　○ 1 是

V. 新生儿 2 信息(如果多于 2 胎,请允许增加新生儿信息):
- ○ 新生儿体重＿＿＿＿g
- ○ 新生儿性别,请选择:　　　○ 0 女　　　○ 1 男
- ○ 新生儿结局,请选择:
  - ○ 正常　　　○ 并发症　　　○ 畸形,为＿＿＿＿
  - ○ 死亡(死亡原因 ＿＿＿＿)
- ○ 若新生儿 1 有并发症,请多选以下项目:
  - ○ 低血糖
  - ○ 黄疸(高胆红素血症)
  - ○ 产伤

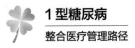

  ○ 新生儿呼吸窘迫综合征

  ○ 低血钙

  ○ 低血镁

 ○ 脐血 C 肽：_____ . _____ μg/L

 ○ 新生儿转儿科，请选择： ○ 是   ○ 否

三、访视表格

表 6-4 访视内容 1/3：适用于所有患者

（3 个月一访视，共 4 次）

---

1. **随访时间**（YYYYMMDD）：_____ 年 /_____ 月 /_____ 日

2. **人口学资料随访**

 A. 患者编号：_____

 B. 患者姓名首字母：_____

 C. 居住地住址是否有更改：○ 无 ○ 是，_____ 省_____ 市_____ 县（区）

3. **家族史随访**

 A. 过去 3 个月，家族史是否有变化，如选择有，请回答以下 B 至 D 问题：

 B. 患者家族中有无 <u>1 型</u>糖尿病患者，如有，与患者关系（可多选）：

  ○ 无   ○ 有，父   ○ 有，母   ○ 兄弟

  ○ 姐妹 ○ 有，祖父 ○ 有，祖母 ○ 其他，请说明

 C. 患者家族中有无 <u>2 型</u>糖尿病患者，如有，与患者关系（可多选）：

  ○ 无   ○ 有，父   ○ 有，母   ○ 有，兄弟

  ○ 姐妹 ○ 有，祖父 ○ 有，祖母 ○ 其他，请说明

 D. 患者家族中有无<u>其他类型</u>糖尿病患者，如有，与患者关系（可多选）：

  ○ 无   ○ 有，父   ○ 有，母   ○ 兄弟

  ○ 姐妹 ○ 有，祖父 ○ 有，祖母 ○ 其他，请说明

4. **其他疾病史随访**

 A. 有无伴随疾病（如有，可多选）：

  ○ 无

  ○ 有，起病时间（YYYYMM）：_____ 年 /_____ 月，请选择

   ○ 甲亢   ○ 甲减

   ○ 胰腺炎 ○ 有其他，请说明_____

 B. 有无糖尿病肾病（如有，可多选）：

  ○ 无

  ○ 有，起病时间（YYYYMM）：_____ 年 /_____ 月，请选择

   ○ 微量白蛋白尿 ○ 大量蛋白尿 ○ 肾小球滤过率 < 60ml/ 分钟

   ○ 肾功能衰竭，需要透析治疗 ○ 肾移植

 C. 有无糖尿病视网膜病变：

  ○ 无

○ 有,起病时间(YYYYMM):_____ 年 /_____ 月,请选择

  ○ 非增殖性糖尿病视网膜病变   ○ 增殖性糖尿病视网膜病变

  ○ 糖尿病视网膜病变接受治疗,包括激光、玻璃体切除术等

D. 有无糖尿病病足: ○ 无   ○ 有,起病时间(YYYYMM):_____ 年 /_____ 月

E. 有无外周神经病变: ○ 无   ○ 有,起病时间(YYYYMM):_____ 年 /_____ 月

F. 有无其他糖尿病相关合并症: ○ 无   ○ 有其他,请说明_____,起病时间(YYYYMM):_____ 年 /_____ 月

5. 并发症随访,如无填写 0

A. 过去 3 个月,酮症酸中毒的频率_____ 次 / 年

B. 发生酮症酸中毒有无诱因: ○ 无   ○ 有

C. 过去 3 个月,发生严重低血糖的频率_____ 次 / 年(严重低血糖事件定义为需要他人帮助摄入碳水化合物、注射胰高糖素或采用其他的复苏治疗,或血糖值低于 2.8mmol/L)

D. 过去一年发生低血糖的频率_____ 次 / 年(低血糖定义为有典型的低血糖症状或血糖低于 3.9mmol/L,受试者自行摄入碳水化合物后迅速恢复)

6. 胰岛素治疗方案随访

A. 每日基础胰岛素总量_____IU;每日餐时胰岛素总量_____IU;每日预混胰岛素用量_____IU;以上合计每日胰岛素总量_____IU(自动计算)

B. 胰岛素疗法方案(单选):

  ○ 胰岛素泵疗法 CSII

  ○ 每日多针胰岛素治疗 MDI(基础加餐时胰岛素,3 针或以上)

  ○ 非强化胰岛素治疗(包括预混胰岛素,每日 1 ~ 3 针注射)

C. 使用胰岛素类型(可多选):

  ○ 中效胰岛素   ○ 长效人胰岛素类似物   ○ 短效动物胰岛素

  ○ 短效人胰岛素   ○ 速效人胰岛素类似物   ○ 预混人胰岛素

  ○ 预混人胰岛素类似物   ○ 其他;请注明_____

D. 是否使用口服降糖药治疗:

  ○ 否

  ○ 是,可多选

    ○ 二甲双胍,剂量_____(请选择 ○mg ○g)/ 月

    ○ 阿卡波糖,剂量_____(请选择 ○mg ○g)/ 月

  ○ 其他,请注明_____,剂量_____(请选择 ○mg ○g)/ 月

7. 最近一次检测结果随访

A. 日期(YYYYMMDD)_____ 年 /_____ 月 /_____ 日

B. 身高:_____cm

C. 体重:_____._____kg

D. 平均血压:_____/_____mmHg

E. 糖化血红蛋白:_____._____%

F. 眼底结果:

  ○ 正常   ○ 非增殖性糖尿病视网膜病变   ○ 增殖性糖尿病视网膜病变

G. 糖尿病相关抗体(检验方法:_____)

H. 谷氨酸脱羧酶抗体(GAD-ab):

  ○ 未测   ○ 阴性   ○ 阳性   ○ 其他,请注明_____

I. 胰岛素自身抗体(IAA):

  ○ 未测   ○ 阴性   ○ 阳性   ○ 其他,请注明_____

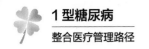

J. 酪氨酸磷酸酶蛋白（IA-2A）：
  ○ 未测　　　○ 阴性　　　○ 阳性　　　○ 其他，请注明_____
K. 锌转运蛋白8（ZnT8）：
  ○ 未测　　　○ 阴性　　　○ 阳性　　　○ 其他，请注明_____

8. 自我管理能力

A. 自我血糖监测频率：_____次/周
B. 动态血糖监测频率：_____次/年
C. 糖化血红蛋白监测频率：_____次/年
D. 参加糖尿病相关教育频率：_____次/年
E. 在过去3个月内患者或家庭接受糖尿病1对1教育频率：_____次/年
F. 在过去3个月内患者或家庭接受糖尿病小组教育频率：_____次/年
G. 在过去3个月内患者或家庭接受的糖尿病教育内容，包括以下哪些方面（多选及患者自评掌握程度，1-不了解，2-了解一点，3-初级，4-熟悉还需学习，5-掌握并能自我管理）：

○ 被评估人，可多选		○ 患者	○ 监护人		
○ 什么是糖尿病	（○ 1	○ 2	○ 3	○ 4	○ 5）
○ 胰岛素调整	（○ 1	○ 2	○ 3	○ 4	○ 5）
○ 药物管理	（○ 1	○ 2	○ 3	○ 4	○ 5）
○ 体力活动	（○ 1	○ 2	○ 3	○ 4	○ 5）
○ 血糖监测	（○ 1	○ 2	○ 3	○ 4	○ 5）
○ 急性并发症，如低血糖和DKA	（○ 1	○ 2	○ 3	○ 4	○ 5）
○ 预防长期并发症	（○ 1	○ 2	○ 3	○ 4	○ 5）
○ 生病期间管理	（○ 1	○ 2	○ 3	○ 4	○ 5）
○ 糖尿病管理目标设定	（○ 1	○ 2	○ 3	○ 4	○ 5）
○ 生活方式调整	（○ 1	○ 2	○ 3	○ 4	○ 5）
○ 营养管理	（○ 1	○ 2	○ 3	○ 4	○ 5）
○ 心理调整和应对日常生活	（○ 1	○ 2	○ 3	○ 4	○ 5）

H. 在过去3个月内接受的专业糖尿病教育内容由谁提供（可多选）：
  ○ 内分泌医生　　　○ 护士　　　○ 营养师　　　○ 心理咨询师　　　○ 运动师
  ○ 其他糖尿病患者　　　○ 自学为主　　　○ 父母或者家人提供　　　○ 其他，请描述_____

9. 心理健康评估（EQ-5D-3L）让患者或者监护人描述入组当天的健康状态的最佳选项

A. 被评估人，可多选：　　　○ 患者　　　○ 监护人
B. 活动力：
  ○ 我没有任何步行问题
  ○ 我有一定的步行问题
  ○ 我只能卧床
C. 自我照顾能力：
  ○ 我在自我保健方面没有任何问题
  ○ 我在自己洗澡或穿衣服方面有一定问题
  ○ 我不能给自己洗澡或穿衣服
D. 日常活动能力（例如工作，学习，家务劳动，家庭或休闲活动）：
  ○ 我在进行日常活动时没有任何问题
  ○ 我在进行日常活动时有一定问题
  ○ 我不能进行日常活动
E. 疼痛/不适：
  ○ 我没有任何疼痛或不适

○ 我有中等疼痛或不适

○ 我有严重疼痛或不适

  F. 焦虑/抑郁：

    ○ 我没有焦虑或抑郁

    ○ 我有中等程度焦虑或抑郁

    ○ 我有严重程度焦虑或抑郁

10. 营养治疗管理

  A. 您在随诊期间已经接受了营养的相关指导？　　　　　○ 是　　　　○ 否

  B. 如果以上是，已经接受营养指导次数＿＿＿＿次

  C. 您是否已经了解碳水化合物计数法，并用来指导生活？　○ 是　　　　○ 否

  D. 您是否已经了解胰岛素注射与碳水化合物的关系？　　○ 是　　　　○ 否

  E. 您是否已经了解血糖指数或血糖负荷的作用，并用来指导生活？　○ 是　　○ 否

  F. 您对血糖控制的感觉是？　　○ 更加理想　　　○ 未见改变　　　○ 更差

  G. 您对食物选择的感觉是？　　○ 更加困难　　　○ 与前一致　　　○ 更加容易

  H. 您是否满足现在的饮食安排？　○ 是　　　　○ 否

  I. 您是否运用碳水化合物计量方法来计算您的胰岛素剂量？　○ 是　　○ 否

  J. 您是否愿意获得更加细致的饮食处方？　　○ 是　　　○ 否

11. 基本经济负担（与疾病相关）

  A. 家庭年收入＿＿＿＿元/年（人民币）

  B. 医疗保障（可多选）：

    ○ 无　　　　　　　　　　○ 城镇职工基本医疗保险　　　○ 城镇居民基本医疗保险

    ○ 公费医疗/劳保医疗　　　○ 新型农村合作医疗　　　　　○ 商业医疗保险

    ○ 其他（请列出）＿＿＿＿

  C. 过去3个月因1型糖尿病及其并发症住院发生的总费用：＿＿＿＿元/年（人民币）

    1）因意外高/低血糖而急诊的次数：＿＿＿＿次/年

    2）住院次数：＿＿＿＿次/年

    3）医院等级：　　○ 三级　　　○ 二级　　　○ 一级　　　○ 社区医院

    4）住院原因：＿＿＿＿

    5）住院科别：＿＿＿＿

    6）住院天数：＿＿＿＿

    7）住院总费用＿＿＿＿元/年

    8）住院总费用中自付费用＿＿＿＿元/年（不包括医保个人账户支付部分）

    9）因住院，所产生的交通费用（包括患者和家属）＿＿＿＿元/年

    10）如在职，患者因住院就诊请假总天数＿＿＿＿（天）

    11）因住院，家属（在职）因就诊请假陪护您的天数＿＿＿＿（天）

    12）因住院，家属（非在职）因就诊陪护您的天数＿＿＿＿（天）

  D. 过去3个月因1型糖尿病及其并发症门诊发生的总费用＿＿＿＿元/年（人民币）

    1）门诊次数：＿＿＿＿次/年

    2）医院等级：　　○ 三级　　　○ 二级　　　○ 一级　　　○ 社区医院

    3）门诊原因：　　○ 配药　　　○ 常规复查　　　○ 其他

    4）门诊挂号科别：＿＿＿＿

    5）门诊总费用＿＿＿＿元/年

    6）门诊总费用中自付费用＿＿＿＿元/年（不包括医保个人账户支付部分）

    7）因门诊，所产生的交通费用（包括患者和家属）＿＿＿＿元/年

    8）如在职，患者因住院就诊请假总天数＿＿＿＿（天）

9)因门诊,家属(在职)因就诊请假陪护您的天数_____(天)

10)因门诊,家属(非在职)因就诊陪护您的天数_____(天)

E. 过去3个月因1型糖尿病及其并发症发生的自我管理费用_____元/年(人民币)

  1)自我血糖监测费用_____元/月(人民币)(如血糖仪、试纸等)

  2)胰岛素药品的费用_____元/月(人民币)(可以通过胰岛素总量和类别计算)

  3)胰岛素注射相关设备的费用_____元/月(人民币)(如胰岛素笔、胰岛素泵等)

  4)胰岛素注射相关耗材的费用_____元/月(人民币)(如针头、输注管路等)

  5)零售药店购药费用_____元/月

  6)每月因该病增加的营养保健品费用_____元/月

  7)每月因该病到零售药店购药增加的交通费用_____元/月

  8)每月支付的因该病雇人照顾您的费用_____元/月

  9)如在职,每月患者因该病而请假的时间(不包括因病而门诊和住院)_____(天)

  10)每月家属(在职)因您患该病而请假在家陪护您的时间(不包括陪您就诊和住院)_____(天)

表6-5 访视内容2/3:适用于所有18岁以下儿童青少年患者(为增加项)

(3个月一访视,共4次)

12. 儿童组管理随访

  A. 过去3个月是否有检查以下项目和检查次数

    ○ 慢性并发症筛查(眼):_____次/年

    ○ 并发症筛查(肾脏):_____次/年

    ○ 并发症筛查(外周神经):_____次/年

    ○ 血脂监测频率:_____次/年

    ○ 甲状腺功能及自身免疫抗体频率:_____次/年

    ○ 未成年患者家属监督:_____次/周

表6-6 访视内容3/3:适用于所有计划或妊娠患者(增加项)

(3个月一访视,共4次)

13. 妊娠组管理随访

  A. 产妇检查时间(YYYYMMDD):_____年/_____月/_____日

  B. BMI:_____kg/m^2

  C. OGTT-0小时:_____mmol/L

  D. OGTT-2小时:_____mmol/L

  E. 血脂CHOL:_____mmol/L

  F. TG:_____mmol/L

  G. HDL:_____mmol/L

  H. LDL:_____mmol/L

  I. Apo A1:_____g/L

  J. Apo B:_____g/L

  K. Apo E:_____g/L

  L. Lp-a:_____mmol/L

表 6-7　第 4 次随访增加项（1 年后）

A. 甲状腺功能：TSH：_____ . _____（下拉菜单 μIU/ml，mIU/L），FT3 : _____ . _____（下拉菜单 pg/ml，pmol/L），FT4 : _____ . _____（下拉菜单 pg/ml，pmol/L）；TPO-Ab：_____ . _____（μIU/ml），TG-Ab：_____ . _____（μIU/ml）

B. 尿 ACR（尿白蛋白 / 肌酐比值）_____ mg/mmol（儿童病史 5 年以上执行），eGFR（肾小球滤过率）_____ ml/ 分钟 [注：MDRD 公式：eGFR=170×Scr$^{-0.999}$× 年龄$^{-0.176}$× 尿素氮$^{-0.170}$× 血清白蛋白 ×1（男性）或 0.762（女性）]

四、患者问卷调查表格

表 6-8　自我管理能力（入组基线和随访调查表）

自我管理能力

A. 自我血糖监测频率：_____ 次 / 周

B. 动态血糖监测频率：_____ 次 / 年

C. 糖化血红蛋白监测频率：_____ 次 / 年

D. 参加糖尿病相关教育频率：_____ 次 / 年

E. 在过去 12 个月内患者或家庭接受糖尿病 1 对 1 教育频率：_____ 次 / 年

F. 在过去 12 个月内患者或家庭接受糖尿病小组教育频率：_____ 次 / 年

G. 在过去 12 个月内患者或家庭接受的糖尿病教育内容，包括以下哪些方面，多选及患者自评掌握程度）

　　○ 什么是糖尿病（○ 1- 不了解　　　　○ 2- 了解一点　　　　○ 3- 初级
　　　　　　　　　　○ 4- 熟悉还需学习　　　○ 5- 掌握并能自我管理）

○ 胰岛素调整	（○ 1	○ 2	○ 3	○ 4	○ 5）
○ 药物管理	（○ 1	○ 2	○ 3	○ 4	○ 5）
○ 体力活动	（○ 1	○ 2	○ 3	○ 4	○ 5）
○ 血糖监测	（○ 1	○ 2	○ 3	○ 4	○ 5）
○ 急性并发症，如低血糖和 DKA	（○ 1	○ 2	○ 3	○ 4	○ 5）
○ 预防长期并发症	（○ 1	○ 2	○ 3	○ 4	○ 5）
○ 生病期间管理	（○ 1	○ 2	○ 3	○ 4	○ 5）
○ 糖尿病管理目标设定	（○ 1	○ 2	○ 3	○ 4	○ 5）
○ 生活方式调整	（○ 1	○ 2	○ 3	○ 4	○ 5）
○ 营养管理	（○ 1	○ 2	○ 3	○ 4	○ 5）
○ 心理调整和应对日常生活	（○ 1	○ 2	○ 3	○ 4	○ 5）

H. 在过去 12 个月内接受的专业糖尿病教育内容由谁提供（可多选）：

　　○ 内分泌医生　　　　○ 护士　　　　○ 营养师　　　　○ 心理咨询师
　　○ 运动师　　　　　　○ 其他糖尿病患者　　　　　　○ 自学为主
　　○ 父母或者家人提供　○ 其他，请描述_____

表 6-9　心理健康评估（入组基线和随访调查表）

心理健康评估（EQ-5D-3L）- 请您选择描述当天的健康状态的最佳选项

A. 被评估人，可多选：　　　　　○ 患者　　　　　○ 监护人

B. 活动力：
　　○ 我没有任何步行问题
　　○ 我有一定的步行问题
　　○ 我只能卧床

C. 自我照顾能力：
　　○ 我在自我保健方面没有任何问题
　　○ 我在自己洗澡或穿衣服方面有一定问题
　　○ 我不能给自己洗澡或穿衣服

D. 日常活动能力(例如工作,学习,家务劳动,家庭或休闲活动)：
　　○ 我在进行日常活动时没有任何问题
　　○ 我在进行日常活动时有一定问题
　　○ 我不能进行日常活动

E. 疼痛 / 不适：
　　○ 我没有任何疼痛或不适
　　○ 我有中等疼痛或不适
　　○ 我有严重疼痛或不适

F. 焦虑 / 抑郁：
　　○ 我没有焦虑或抑郁
　　○ 我有中等程度焦虑或抑郁
　　○ 我有严重程度焦虑或抑郁

表 6-10　营养治疗管理（初诊基线收集问卷）

营养治疗管理

A. 每日能保证 3 餐都正常按时进食吗？	○ 是	○ 否
B. 除三餐外,您还有吃零食的习惯吗？	○ 是	○ 否
C. 是否经常饮酒(每周 2 次或更多)？	○ 是	○ 否
D. 是否经常补充一些营养保健品？	○ 是	○ 否
E. 常(每周 2 次或更多)在饭店吃饭(或外卖食品)？	○ 是	○ 否
F. 常(每周 2 次或更多)吃油炸或油煎食物(薯片)？	○ 是	○ 否
G. 您的口味偏咸吗？　　○ 很淡　　○ 一般　　○ 咸		
H. 常(每周 3 次或更多)吃动物内脏 / 烧烤吗？	○ 是	○ 否
I. 经常(每天超过 3 ~ 4 个或 1kg)吃大量水果吗？	○ 是	○ 否
J. 经常(每周 3 次或更多)吃甜食(甜点心、饮料、糖块)吗？	○ 是	○ 否
K. 经常(每周 3 次或更多)吃粗粮吗？	○ 是	○ 否

L. 平均每天吃主食(生重)：　　○ < 3 两　　○ 3 ~ 4 两　　○ 5 ~ 7 两　　○ > 7 两

M. 注射餐时胰岛素时,是否根据估算饮食计算胰岛素剂量？	○ 是	○ 否
N. 是否经常(> 2 次 / 日)因为出现低血糖而进餐？	○ 是	○ 否
O. 是否接受过医院营养师的个体化指导？	○ 是	○ 否

　　○ 如果是：_____ 次 / 年

表 6-11 营养治疗管理（随访问卷）

营养治疗管理

A. 您在随诊期间已经接受了营养的相关指导？　　　　　　　○ 是　　　　　○ 否
B. 如果以上是，已经接受营养指导次数＿＿＿＿＿＿次
C. 您是否已经了解碳水化合物计数法，并用来指导生活？　　○ 是　　　　　○ 否
D. 您是否已经了解胰岛素注射与碳水化合物的关系？　　　　○ 是　　　　　○ 否
E. 您是否已经了解血糖指数或血糖负荷的作用，并用来指导生活？ ○ 是　　　　　○ 否
F. 您对血糖控制的感觉是？　　　○ 更加理想　　　○ 未见改变　　　○ 更差
G. 您对食物选择的感觉是？　　　○ 更加困难　　　○ 与前一致　　　○ 更加容易
H. 您是否满足现在的饮食安排？　　○ 是　　　○ 否
I. 您是否运用碳水化合物计量方法来计算您的胰岛素剂量？　○ 是　　　　　○ 否
J. 您是否愿意获得更加细致的饮食处方？　　○ 是　　　○ 否